マンガでわかる
母乳育児支援ケーススタディ

昭和大学江東豊洲病院小児内科　教授
水野克己　著

南山堂

カラー口絵

Case 2

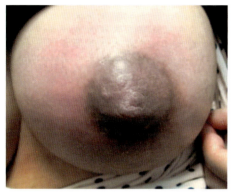

図2-3 乳管開口がなく，腫脹から自壊した例（p.31）
（香川県立中央病院 下川智佳代先生ご提供）

Case 3

図3-1 乳頭にできた傷（p.35）

Case 4

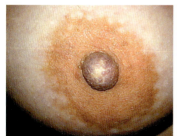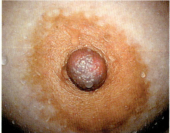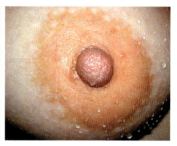

図4-1 レイノー現象：授乳直後からの乳頭の色の変化（p.47）

Case 5

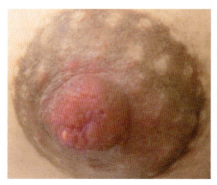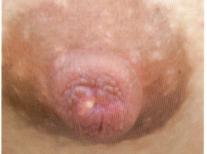

図5-1 乳頭先の白い斑点：白斑（p.52）

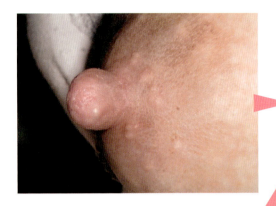
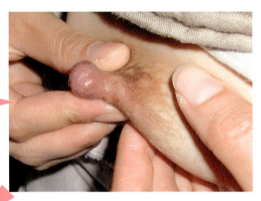
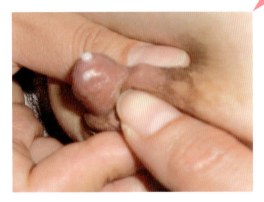

図5-3　白斑の絞り出し（p.56）

入浴時に白斑部分をガーゼでやさしくこすり，写真のように絞り出すのもよいでしょう．

【注意】慢性的に閉塞を繰り返す場合は，清潔な針のようなもので患部をつついて，開通させることもありますが，後で患部の痛みを伴うことがあるため，安易に行う対処法ではありません．

Case 6

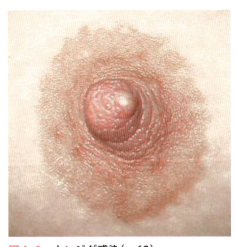
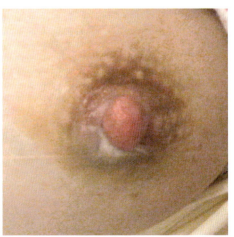

図6-1　カンジダ感染（p.60）

写真左は白斑も伴っている．
写真右は乳頭の下に白い苔様の付着物がみえる（培養にてカンジダが検出された）．

カラー口絵

Case 7

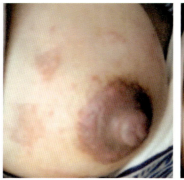
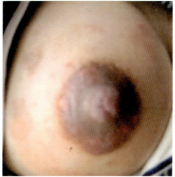

図7-1　乳房・乳頭の変色：MRSA（細菌感染）(p.65)

Case 8

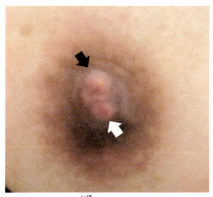

図8-1　乳頭の疣（いぼ）：ブドウ球菌感染(p.73)
➡は水疱形成を示す．
⇨は乳管周囲に上皮が盛り上がり，授乳後に血性の浸出液もみられる．

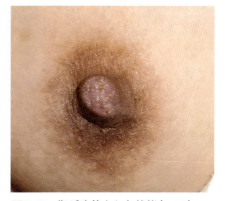

図8-2　傷が改善された状態(p.76)

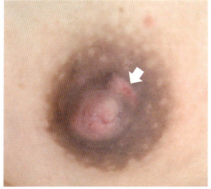

図8-3　細菌感染により乳頭表面に疣（いぼ）状のものがある(p.77)
優梨さん：治療から1週間後の乳頭．

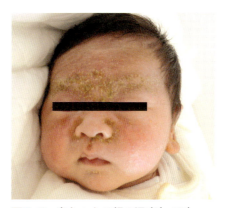

図8-4　赤ちゃんの顔の湿疹(p.78)

Case 9

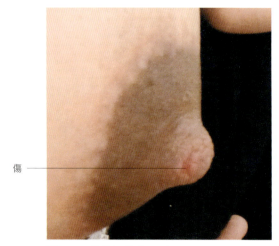

傷 ———

図9-1 乳頭の傷（p.84）

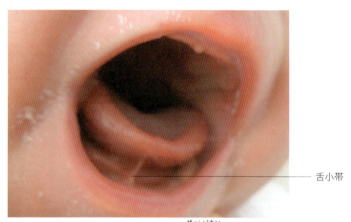

——— 舌小帯

図9-2 舌と口腔底をつなぐヒダ：舌小帯短縮（p.84）

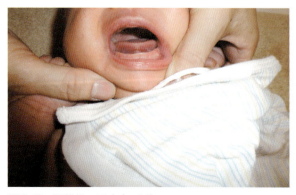

図9-3 切離後の口内（p.86）

カラー口絵

Case 10

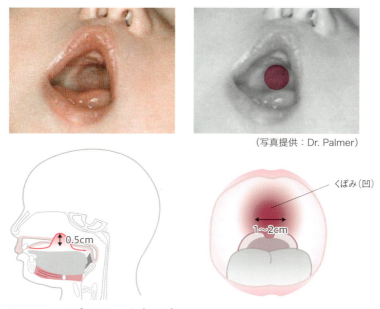

図10-2 バブルパレート（p.91）
硬口蓋にある径1〜2cm，深さ0.5cmくらいのくぼみ（凹）．

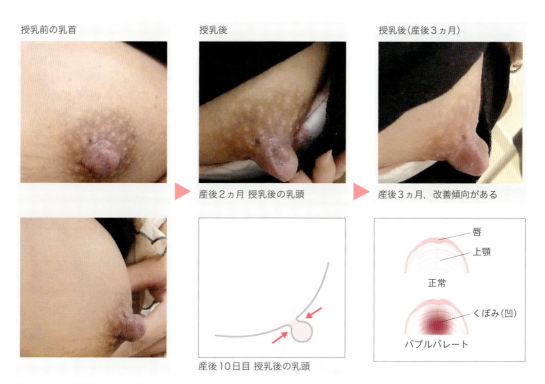

図10-3 授乳前後の乳首（p.92）

vii

Case 11

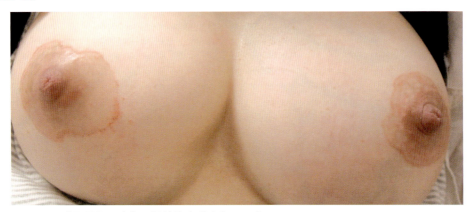

図11-1 乳頭周りの変色：接触性皮膚炎（p.102）

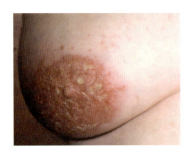 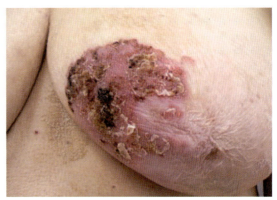

図11-2 湿疹と鑑別が必要な疾患：パジェット病（Paget 病）（p.104）

（写真は昭和大学病院乳腺外科 沢田晃暢先生ご提供）

Case 12

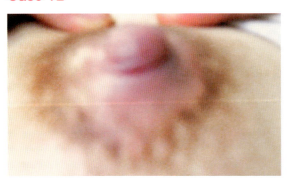 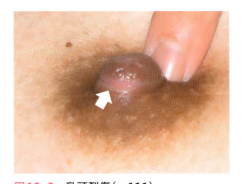

図12-2 乳頭裂傷（p.108）
乳頭基部の3時から7時の方向まで裂けているのがわかる．

図12-3 乳頭裂傷（p.111）
産後早期に人工乳首を使っており口の開きが不適切であった．

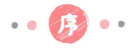

　母乳育児支援とは，赤ちゃんにおっぱいをあげて育てるお母さんを支援することです．母乳育児支援の際に必要なことは大きくわけて二つありますが，本書は，読み進めるうちにそれらが学べるように作られています．

　一つには，母乳育児に関する医学的知識です．

　一般的な診療では，基礎医学の知識を使ってアセスメントし，必要な検査を行って診断に結び付けます．母乳育児に関するトラブルを解決する際も，一般の診療と同様に行うことが大切ですが，母乳育児はまだ学問としてまとまっていません．そのため，自分の経験や先輩から教えてもらった知識を中心に対応することも少なくありません．それで対応できることもたくさんあるでしょうが，それだけでは不十分なこともあると思われます．母乳育児に関するトラブルを抱えたお母さんが助けを求めていらした際に，本書に記載されている根拠に基づいた医学的知識が役立てば幸いです．

　二つめは，母乳育児外来にいらっしゃるお母さん方とのやりとりです．ひとくちに乳房トラブルといっても，ひとりひとり違った症状を示しています．まずお母さんの訴えを傾聴し，オープンエンドクエスチョンを用いて，診断につながる症状を丁寧に伺います．そのうえで，乳房・乳頭，ならびに授乳している様子を見せていただくことが母乳育児支援すべての基本になります．もちろん赤ちゃんの観察（全身・口腔内ともに）も忘れずに行うことが大切です．

　母乳育児支援ではこの二つのことを土台としています．すなわち，自分が観察して得た情報と，お母さんから得た情報とを，医学的な知識を用いて診断・治療に結び付けていきます．また必要と判断したら，他職種との協働も忘れてはなりません．さらにそこから一歩踏み込んで，お母さんの不安に寄り添い，アセスメントしてわかったこと，それに関する医学的情報，さらには対策までを，わかりやすくお伝えするスキルも重要です．

　本書では，母乳育児支援の専門家を目指す助産師山田さんが，私すなわち小児科医水野と一緒にこれらのことを学び，経験を積みながら成長していく過程を描いています．読みやすくするため漫画もたくさん入れていただきました．なお，『母乳育児学』，『母乳育児支援講座』（ともに南山堂）に，基礎医学に基づいた知識をより多く記載していますので，それらもあわせて役立てていただけますと幸いです．

　最後になりますが，この場をお借りしてご協力いただいた赤ちゃんとお母さんに深く感謝申し上げます．

　さあ，一緒にすべての親子に笑顔を届けましょう！

2016年12月吉日

昭和大学江東豊洲病院　小児内科
水野克己

もくじ

プロローグ …1

Case 1 やよいさん …2
助産師山田,
母乳外来の扉をたたく！
〜帝王切開のケース〜

Case 2 ひろこさん …20
糖水・人工乳を足す？
足さない？
〜産後早期の乳房緊満〜

Case 3 みどりさん …34
授乳の基本はリラックス♪
〜授乳姿勢〜

Case 4 由香さん …42
授乳後に感じる
焼けるような痛み
〜レイノー現象〜

Case 5 美恵さん …50
授乳中のチクチクする痛み
〜乳管閉塞・白斑〜

Case 6 くるみさん …57
水疱ができた
〜カンジダ感染〜

Case 7 香織さん …64
ピリピリして痛い！
〜MRSA（細菌感染）〜

Case 8 あさみさん …71
おっぱいの奥が痛い
〜ブドウ球菌感染〜

Case 9 つぐみさん …80
赤ちゃんの口腔内観察も
忘れずに！！
〜舌小帯短縮症〜

Case 10 真紀さん …88
おっぱいをあげるのが
つらい
〜育児不安とバブルパレート〜

Case 11 宏美さん …100
痛痒い，乳頭の周りに
広がる湿疹
〜接触性皮膚炎〜

Case 12 亜里沙さん …105
月齢が経ってからの
トラブル
〜乳腺炎と乳頭損傷〜

エピローグ …114

Point

Case 1	● 帝王切開で生まれた赤ちゃんに関する留意点	…10
	● 帝王切開となったお母さんと赤ちゃんの STS の留意点	…11
	● 生まれた赤ちゃんの血糖値測定の留意点	…14
	● 空腹のサイン	…17
	● 病的黄疸を防ぐために	…18
Case 3	● おっぱいをあげるときの痛みについて確認すべき点	…39
Case 4	● レイノー現象のいろいろ	…48
Case 9	● 舌小帯短縮症とは？	…85
Case 10	● バブルパレートとは？	…91
Case 11	● 1ヵ月健診で確認したいこと	…101
Case 12	● 乳頭の裂傷	…111

山田memo

Case 1	● 無呼吸をお母さんにみつけてもらうためにどのように説明したらいいか？	…13
Case 2	● 授乳に関して必須の確認事項	…24
	● 母乳育児支援の基本	…33
Case 3	● 浅飲みの赤ちゃん	…39
	● レイドバックの具体的な方法	…40
Case 4	● レイノー現象のまとめ	…47
Case 5	● 白斑（乳管閉塞）とは？	…55
Case 6	● カンジダ感染と水疱	…63
Case 7	● MRSA（細菌感染）	…70
Case 8	● 痛み，疣（いぼ）の原因が感染症だったケース	…79
Case 9	● 事前に診療録から確認したこと	…80
	● 舌小帯短縮症への対応策	…87
Case 10	● 耐えられない乳頭痛への対策	…93
	● バブルパレートへの対応のまとめ	…99
Case 11	● 接触性皮膚炎のまとめ	…104
Case 12	● 乳腺炎フローチャート	…106
	● 裂傷予防と気が散る赤ちゃんへの対策	…112

Column

Case 2	● お母さんとよい関係を築くために知っておきたいこと	…25
	● ハンズ・オンとハンズ・オフ	…32
Case 3	● オキシトシンは幸せホルモン	…41
Case 7	● 授乳中のおっぱいのスキンケア	…65
Case 8	● 授乳中の服薬に関しての安全性	…72
Case 10	● 手動搾乳器と電動搾乳器	…94
Case 12	● オキシトシンの損傷治癒促進効果	…113

参考

Case 2	● リバース・プレッシャー・ソフトニング（RPS）	…29
Case 3	● ベビー・レッド・ブレストフィーディング	…40
Case 5	● 乳管閉塞への具体的な対処方法	56
Case 6	● 乳頭の水疱	…63
Case 9	● 舌小帯を切らない場合の授乳の進め方	…87
Case 10	● 育児不安を軽減するために	…99
Case 12	● 出産早期に人工乳首やおしゃぶりを使用したことによる乳頭痛	…111

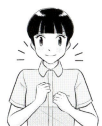

プロローグ

　この本の物語は，助産師学校を卒業し，総合病院である南山記念病院の産科病棟に就職したばかりの新米助産師山田さんが，母乳育児支援の専門家へと成長していく過程を追っていく物語です．

　山田さんは助産師学校で学んでいるときに，自分の姉が乳腺炎にかかって授乳に苦しんでいる姿を目の当たりにしました．その経験から，お母さんにとっての母乳育児の大変さと，そのサポートの重要性を痛感するに至りました．
　そうして，産科病棟に就職した今，ゆくゆくは母乳育児支援がしっかりできる助産師になって，お母さんたちの役に立ちたいと，強く希望しています．

　一方で，物語の舞台となる総合病院―南山記念病院では，母乳外来は開設されているものの，実際の母乳育児支援については個々のスタッフにより温度差があります．ここで山田さんは日々奮闘していくことになります．

　さぁ，読者の皆さんも，山田さんと一緒に母乳育児支援のエキスパートを目指していきましょう！

主な登場人物

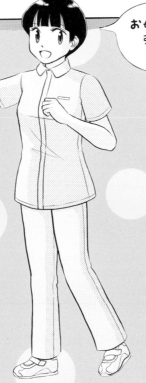

お母さんたちの強い味方になるぞ！！

● 新米助産師 **山田さん**
南山記念病院の産科病棟に勤務する．母乳育児の大切さを感じ，出産後のお母さんに笑顔でおっぱいをあげてもらうために奮闘中．
ちょっぴり早とちりしがちだが，いつも前向きで人一倍がんばり屋！

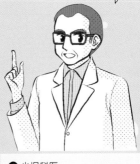

がんばりましょう

● 小児科医 **水野先生**
南山記念病院の小児科で通常の診療を行う傍ら，母乳外来を開設している．お母さんと赤ちゃんの強い味方．

● 母乳育児をがんばる **お母さんたち**
お母さんたちは，おっぱいの痛みに関する問題をそれぞれに抱えている．ケースごとに違ったお母さんが登場．

   etc...

Case 1 助産師山田，母乳外来の扉をたたく！
~帝王切開のケース~

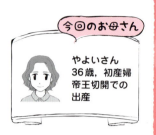

今回のお母さん
やよいさん
36歳，初産婦
帝王切開での出産

　助産師山田がお産を担当しているやよいさん．やよいさんにとって，今回が初めての妊娠でした．出産前に母乳育児についていろいろと調べており，"母乳で育てたい"と強く希望していました．妊娠35週5日に定期健診のため産科施設を受診したところ，胎児機能不全と診断され，南山記念病院の産婦人科に紹介されて来ました．その翌週，帝王切開の前日に入院したやよいさんの部屋に助産師山田が訪ねます．
―― やよいさんのそばに寄り添う助産師山田．

🧑 やよいさん，急に帝王切開ときかれて驚かれたと思いますが，赤ちゃんの体重は2,500gくらいありそうだし，それほど心配しなくて大丈夫ですね．

👩 こんなに早くお産になるなんて考えもしなかったので，不安です．まだ，何も準備もしていないのに…

🧑 不安がおありなのですね…，ご家族は助けてくれますか？

👩 夫が，3日は休んでくれるようなので，その間に必要なものをそろえてもらいます．

🧑 それはよかったですね．とりあえず，手術に必要な物をメモにしますね．

👩 あのぉ～，予定日より1ヵ月も早いし，赤ちゃんはおっぱいを飲めるのでしょうか？

🧑 赤ちゃんは36週を過ぎているので，おっぱいを飲める力はありますよ．とはいえ，帝王切開だからまずやよいさんの回復が優先ですね．

👩 どれくらいしたらおっぱいをあげられるのですか？

🧑 赤ちゃんは早産ですから，通常1日は保育器で観察します．お母さんは歩けるようになるまでは安静になさってください．

👩 そうですか…その間は，赤ちゃんはミルクですか？

Case 1 　助産師山田，母乳外来の扉をたたく！

 …1日たったらおっぱいをあげられますから，心配しなくてもいいですよ．

 …仕方ないですね…

 みんながついていますから，おっぱいもあげられるようになりますからね．（必要物品のメモを渡し，立ち去る）

ナースステーションにて

 まいったなぁ．どうしたらよかったんだろう…

 あらあら，山田さんどうしたの？　初めて帝王切開に立ち会うから不安なの？

 あ，師長．それもありますが…やよいさんに帝王切開だからおっぱいをあげるのを1日待ちましょうって説明したら，がっかりされてしまって．なんて説明したらよいのかよくわからなくなって，みんながついていますから，おっぱいもあげられるようになります…なんて変なことを言って病室をでてきてしまいました．

 やよいさん，「母乳だけで育てたい！」って言っていましたからね．帝王切開だとなかなか母乳もあげられないし，どうしても母乳以外のものをあげることにはなりますね．糖水だったらいいのではないですか？

 なるほど，糖水ならミルクではないですよね．明日オペ室に入るときにお伝えします．

 そうしてください．

 （なんとなく腑に落ちないけど，時間もないからオペ室の準備をしなくちゃ…）

── オペ室に向かうやよいさんと山田．

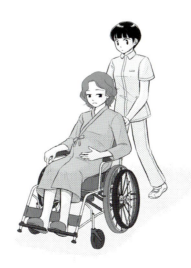

やよいさんの帝王切開に立ち会う山田…

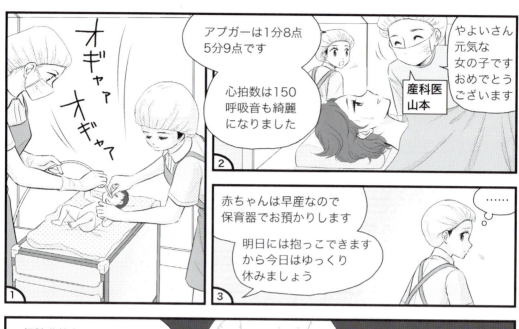

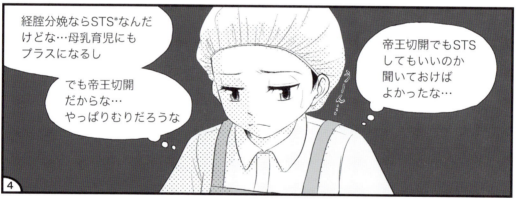

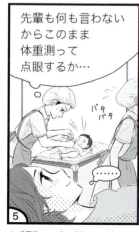

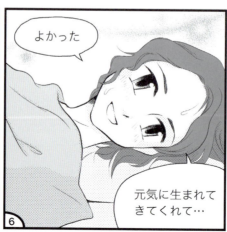

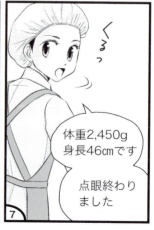

＊ STS：early skin to skin contact の略．早期母子接触．

Case 1 助産師山田，母乳外来の扉をたたく！

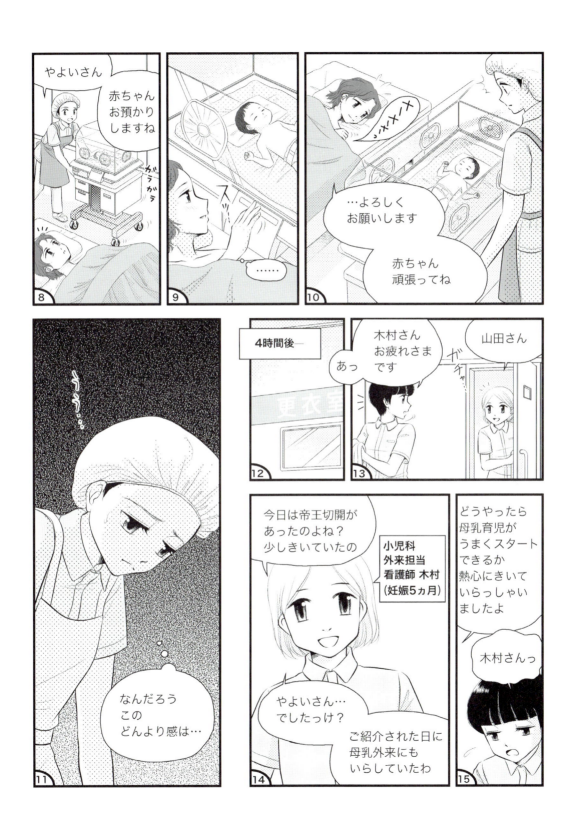

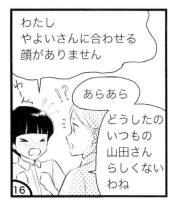
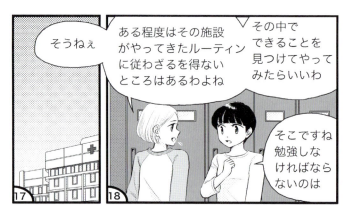
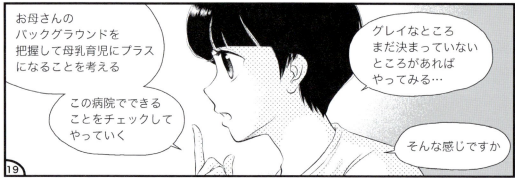
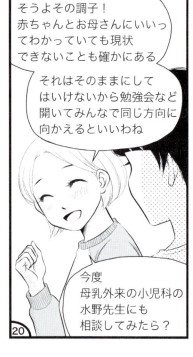
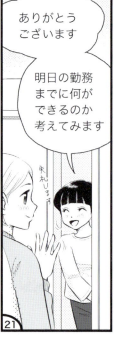
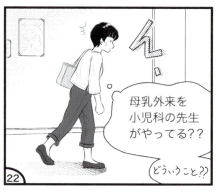
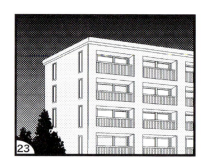

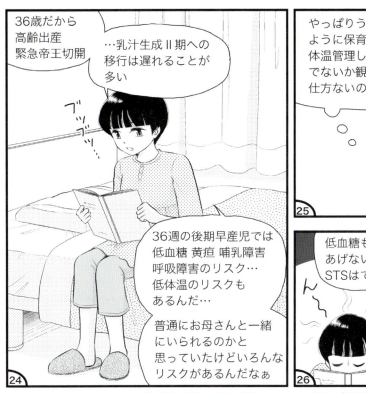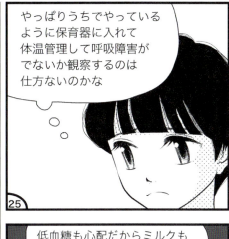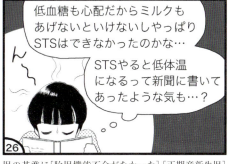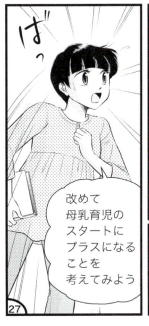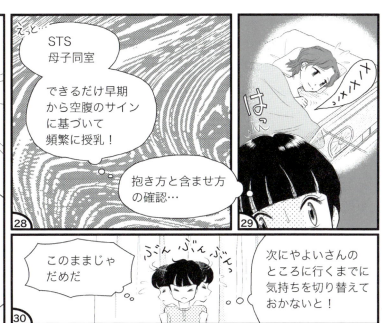

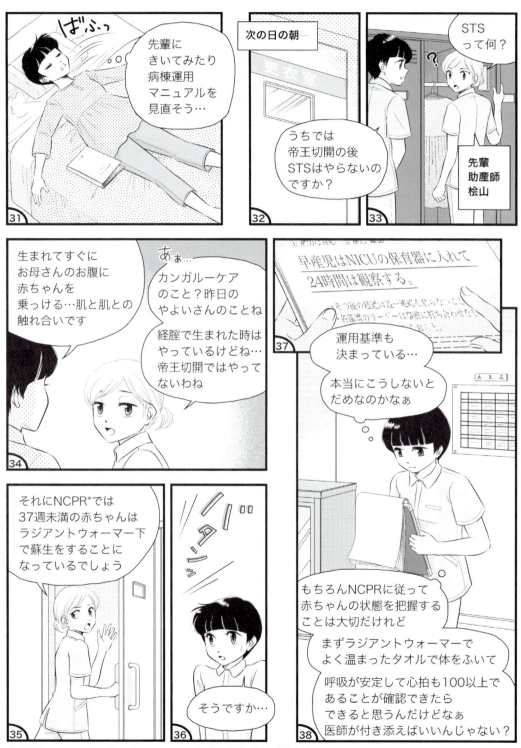

* NCPR：neonatal cardio-pulmonary resuscitation の略．新生児蘇生法．

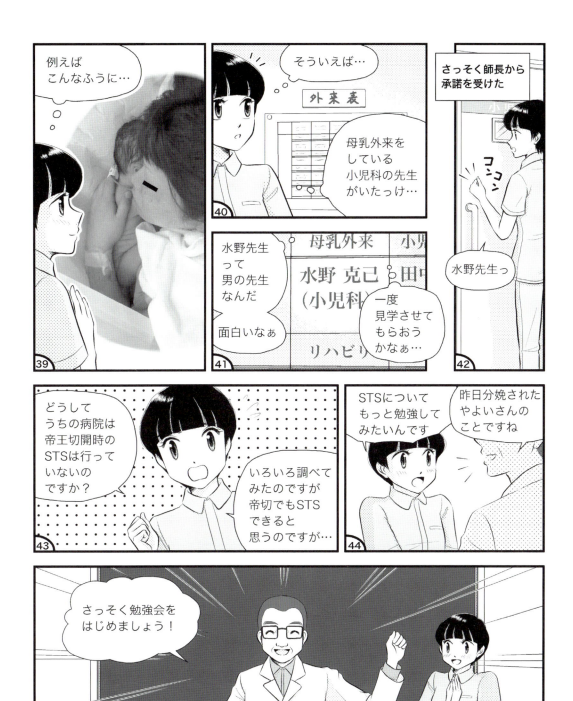

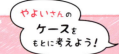 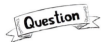

水野先生の勉強会 part 1 「STS」〜できる！？できない？〜

　やよいさんの赤ちゃんのアプガースコア*は1分8点，5分9点でした．病棟のスタッフの山田さんから，STS（早期母子接触）の質問がでてとてもうれしく思っています．では，まず質問です．

Question

そばに付き添っている医療者としては，どのようなことに注意をしてこの帝王切開で生まれた赤ちゃんをみていくとよいでしょうか？（赤ちゃんに関する留意点）

　赤ちゃんの健康状態をチェックするということですよね…

Point　帝王切開で生まれた赤ちゃんに関する留意点

- ①皮膚色（この時点では下肢にパルスオキシメーターが望ましい：心拍数にも注意），②呼吸状態，③体温，④活動性：これで呼吸・心拍・皮膚色というNCPR（新生児蘇生法）の繰り返す基本項目をチェックすることになります．頭部は表面積も大きいため，帽子をかぶせます．

- 支援者のサポートも得ながら1時間の母子接触を行い，いったん赤ちゃんを母親から離して身体計測，点眼を行います．
  ➡ 赤ちゃんの体重は2,450g．手足を動かし，皮膚色も良好です．

- 後期早産児*での注意点としては，①低血糖，②黄疸，③眠りがちであり哺乳のタイミングが難しい，④哺乳障害もあるかもしれない，があげられます．

- 赤ちゃんの状態がよければ母子同室できます．呼吸監視装置（呼吸センサー）をつけて呼吸が15秒（20秒）以上とまったらアラームがなります（ベビーブレスN：バルーンセンサーを肋骨下につけるタイプで15秒呼吸運動がないとアラームがなる．ベビーセンスTM：感知板を敷いてその上に赤ちゃんを寝かせるタイプ）．これら両方をつけて無呼吸の早期発見に努めている施設もあります．

  *後期早産児とは，在胎34週0日〜36週6日で出生の赤ちゃんのこと

おさらい　*「アプガースコア」とは？

新生児の出生時の状態を表す点数法で，皮膚色，心拍，刺激への反射，筋緊張，呼吸の5項目について各項目に0〜2点の採点を行い，その結果を合計する．出生1分後と5分後，10分後に評価を行い1分後のアプガースコア0〜3点は重症仮死，4〜7点は軽症仮死と判断される．

Case 1 助産師山田,母乳外来の扉をたたく！

 こういったことに気をつければ,帝王切開のケースでもSTSできることもあるんですね！

 そうですね,では,さらに進めて考えていきましょう！

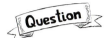

帝王切開で出産となったお母さんと赤ちゃんのSTSの観察はどのように行いますか？ 何時間ごとに？ チェックポイントは？

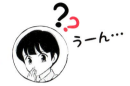

Point 帝王切開となったお母さんと赤ちゃんのSTSの留意点

- 母乳育児の観察項目（生後14日間の母乳育児援助・エビデンスに基づくガイドライン）[1]では入院中は少なくとも8時間ごとに1回は母乳育児を観察し,以下のことを記録する,と記載があります.

   1. 乳房と乳頭の状態
   2. 母親と児の授乳姿勢
   3. 正しい吸着
   4. 母乳が児に飲まれているサイン
   5. 授乳回数
   6. 母親と児の相互作用
   7. ぬれたオムツの回数
   8. 便の回数と性状
   9. 体重増加／減少パターン

- もちろん,赤ちゃんがベッドから転落しないように,掛け物が赤ちゃんの顔を覆わないように,といった一般的なリスクマネジメントも重要です.

- このケースのように36週で出生した赤ちゃんは無呼吸を起こすリスクが高く,お母さんも帝王切開後ということもあり,前述のように呼吸センサーをつけます.

- 手術後ということもあり,パートナーや家族のサポートがあると心強いでしょう.オムツ交換や赤ちゃんを抱っこしてもらうなど助けてもらえるといいですね.

- もちろん,帝王切開後のお母さんに多くを要求してはいけませんが,一緒にいるわけですから赤ちゃんとどのように向き合うのか知っておくことはその後の育児にもプラスになることでしょう.

 うわ〜！ 知らないことがいっぱいだなぁ.

 母乳育児支援は,一個人ではなくチームで同じ方向に向かって進んでいくことが大事です.すべては赤ちゃんとお母さんのために,一緒に学んでいきましょう！

水野先生の勉強会 part2 〜STSの実践！〜

🧑 水野先生，帝王切開後生まれてきた赤ちゃんとそのお母さんのSTSに対する留意点，とても勉強になりました．
でも，実際にどんなふうにお母さんに対して介入していけばよいのでしょうか…

👨 山田さん，意欲的で素晴らしいですね！ じつはですね，私もやよいさんのことは，帝王切開をすることを前からきいていて気になっていたので，やよいさんがご出産した後に，ちょうど時間もありましたし様子を伺いに行ったんです．

🧑 えっ！ 水野先生，わたしが退室したあとに，やよいさんとお話しされていたんですね！？ ぜひどんなやりとりをされたか，教えてください．

👨 もちろんです．やよいさんからの強い希望もあり，産科医の山本先生と相談し，36週を過ぎていることもあって母子同室を認めてもらったのです．

まずは母子交流を促す

（やよいさんの帝王切開後…）

👨 やよいさん，ご出産おめでとうございます．これから赤ちゃんとの生活が始まりますね．赤ちゃんの状態もよいので，母子同室で大丈夫ですよ．とはいえ，ついさっきまで赤ちゃんはおなかの中にいたので，赤ちゃんもちょっと慣れないかもしれません．

👩 ちょっと早く産まれてしまったので，赤ちゃんのことも心配です．何か気をつけておいたほうがよいことはありますか？

👨 赤ちゃんのことで気をつけておきたいことを知って，注意してみてあげようと思ってらっしゃるのですね．素晴らしいです．できるだけ赤ちゃんをみて，声を掛けて，さすってください．これまではお母さんのおなかのなかで，ずっとお母さんとやり取りをしていました．生まれてからも赤ちゃんはお母さんとコミュニケーションをとっていきたいものです．

👩 赤ちゃんもコミュニケーションを取れるのですね．

Case 1 助産師山田，母乳外来の扉をたたく！

そうです．とくにお母さんとコミュニケーションを取ることで，出産のストレスが取れやすくなるといわれています．赤ちゃんを落ち着かせてくれる作用があるのですね．

わかりました．みて，触って，声掛け…やってみます．

今は麻酔が効いているので，お痛みもあまりないと思うのですが，麻酔が切れてきたらお痛みを感じるかもしれません．母乳に影響の少ない鎮痛剤を必要に応じて使うことができますので我慢せずに声を掛けてください．

あーよかった！　痛み止めを使うと赤ちゃんに影響があるのかと心配だったので安心しました．

それから，起きて赤ちゃんを抱っこしているときは，背中を支える手のひらで赤ちゃんの息づかいや動き，温かさを感じてあげてください．お母さんの手のひらを介して赤ちゃんといろんなキャッチボールをしてみましょう．

赤ちゃんとのやりとりを楽しむのですね．わかりました！

こんな感じで，お母さんが赤ちゃんに積極的に関わっていくことを促してあげるとよいでしょう．

なるほど〜！　水野先生，さすがです！

山田memo！ 無呼吸をお母さんにみつけてもらうためにどのように説明したらいいか？

お母さんが赤ちゃんを抱っこしていても，赤ちゃんが呼吸をしていないことに気づいていないという調査結果もある[2]．この調査結果によると，
- 急変時期は生後2時間以内が32％，出生後24時間までに74％ であった．
- 生後2時間以内は帝王切開後でも肌と肌との触れ合いを看護スタッフがそばにいて，パルスオキシメーターを装着して行うと状態変化はつかめる．
- その後，母子同室になってからも24時間は血糖測定のたびに授乳やお母さんと赤ちゃんの様子を細かく観察する．

この調査でも明らかになっているように，生後2〜48時間までに急変した主な原因は無呼吸であり，呼吸センサーを使うことが予防につながる．

Keyword 無呼吸，パルスオキシメーター，呼吸センサー

血糖値の測定と読み取り方

 さて,ここで次の質問です.

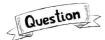

生まれた赤ちゃんの血糖値測定は,どのようにしますか?

 どのようにというと…え〜っと…

 まずはタイミングについてです.肌と肌との触れ合いが終わるころ,つまり生後2時間半ごろに身体計測と一緒に行うとよいでしょう.

 そうなんですね.わたし,昨日は身体計測だけしかやっていなかったです…先に水野先生に教えてもらっていればよかった…

 山田さん,そう落ち込まないでくださいね.これから実践していってください.そして,血糖測定はタイミングも大事ですが,それをどう読み取るかも大事なので,この機会によく覚えておきましょう.

 はい,ご教示お願いします!

 私が出産後2時間半にやよいさんと赤ちゃんの観察にいったら,やよいさんも赤ちゃんも寝ていました.赤ちゃんの血糖は38 mg/dL でした.
この血糖値の結果をもとに,介入について決めましたが,山田さんならどうしますか?

 えーっとえっと〜…授乳かな? でも,赤ちゃん寝ているっていうし,吸ってくれるかな? 人工乳を足す?(ブツブツ…)

 山田さん,悩んでいるようですね.ここでの赤ちゃんの血糖は38 mg/dL ということなので,Cornblath の管理閾値[3]から判断すると介入を考慮する値には入っていませんね(表1-1).ただし,早産・低出生体重児であり,低血糖には注意が必要です.そこで,やよいさんが頻繁に授乳できるように支援することを決めました.

Point 生まれた赤ちゃんの血糖値測定の留意点

- 生後2時間半ごろに身体計測とともに血糖値測定を行う.
- 血糖値の結果は Cornblath の管理閾値に照らしあわせて対応を考慮する.

表1-1　Cornblathの管理閾値

管理閾値を用いる状態	血糖値
介入を考慮	<36 mg/dL
糖の輸液を考慮	<20〜25 mg/dL
治療の目標	>45 mg/dL
持続性低血糖・難治性低血糖の場合の目標	>60 mg/dL
早産児	正期産児と同じ
静脈栄養中の児	>45 mg/dL

（出典：文献3）

なるほど，そのように判断するのですね．

ただ，昨日は，産後2時間半のチェックの際に，やよいさんがうとうとしており，頻繁に授乳することの大切さを伝えられなかったのです．
本当はすぐに授乳してほしいけれど，やよいさんもお疲れでしょうし，あと1時間待ってみたいと考えました．

なるほど，臨機応変に対応することも大事ですもんね．

そこから1時間後，私がどのように対応したか教えますね．

—— 産後3時間半がたったころ…

やよいさん，ご気分はいかがですか？

寝てしまいました．赤ちゃんにおっぱいをあげなきゃと思っていたのですが，赤ちゃんも寝ていて…泣いて起こされるかと思ったのですが…

赤ちゃんも休んでいるお母さんを起こしちゃかわいそうって思ったのかもしれませんね．赤ちゃんの血糖を測りますね…
血糖は28 mg/dLですね．

大丈夫なのでしょうか？

ちょっと糖分が足りなくなってきましたね．ちょうど採血をしたのが刺激になって起きているので，おっぱいをあげるタイミングですね．

しばらく赤ちゃんの顔をみていたのですが，教えてもらった空腹のサイン(p.17)を出しません．起こした方がいいのでしょうか？
母子同室を続けるのに，なんだか不安があります……

自信をなくしかけているお母さんをエンパワーすることが大事！

赤ちゃんも生まれて2時間くらいは興奮しているけど，そのあとは眠くなってしまうのです．少し起きて，長く寝て，少し起きて，寝て，を繰り返すから，少し起きたときにおっぱいをあげられるといいのですが，やよいさんもずっと赤ちゃんを監視するわけにはいかないから，2時間くらいしたら，オムツをかえたり，背中をなでたりしてあげてみてはいかがでしょう．
さてと…いまちょっとお口がパクパク動いているから，おっぱいをあげてみましょうね．

はい．

赤ちゃん，上手におっぱいを飲んでいますね．

ほんとに！　ちゃんと吸いついている！　すごい！！

とってもよかったですよ．やよいさんも赤ちゃんも．
そのほかのコツとしては，赤ちゃんが起きたらすぐに授乳する，赤ちゃんを起こすためにオムツを変える，背中をさする，足をくすぐる，などを行うことです．搾乳してスポイトで少量の母乳を赤ちゃんのお口に含ませるという方法もあります．ポイントは"泣く前に授乳を始める"ということです．

わかりました．やってみます．

また，2時間後に血糖を測りましょう．抱っこするときはやよいさんの素肌にできるといいかもしれません．泣いたり，体温が下がったりすると蓄えたエネルギーを消費してしまいます．あまり泣かないように温めてあげられるといいですね．

―さらに2時間後（出産から6時間経過）

こんばんは，やよいさん．ご気分はいかがですか？

むにゃむにゃ…あ，こんばんは…．もう授乳の時間ですか？

お休みのところごめんなさいね．

いえいえ，まめに来ていただけると安心します．

　そのまま抱っこでいいですよ．では，検査をさせていただきますね．
血糖は42 mg/dLですね．血糖値も上がりましたね．上手に飲めていましたもんね．
さて，また，授乳してみましょう．

―左右の乳房からの授乳を終えて，赤ちゃんはうとうとし始めました．

―その後，血糖値は45 mg/dL以上を維持し続けることができました．

　どうでしょう，山田さん．やよいさんへの私の対応について，納得していただけましたか？

　感心しっぱなしです．赤ちゃんの空腹のサインがわからなくて不安になっているお母さんをエンパワーしてあげること…大事ですね．

　はい，その通り！　支援者側の都合やお母さん，赤ちゃんの状態もさまざまで，予期しないことが起こることもありますが，そんな中にあってもその都度，状況判断することが大事ですね．

Point　空腹のサイン[1]

　赤ちゃんがおっぱいを欲しがっている早めのサインに，お母さんが注意を向けることで，いっそう適切に赤ちゃんの要求に応えることができます．

- 体をモゾモゾと動かす
- 手足を握りしめる
- むずかる
- 素早く目を動かす
- 手を口や顔にもってくる
- おっぱいを吸うような動作がみられる
- 口を開けたり動かしたりする
- 舌を出す
- おっぱいを吸うときのような音を立てる
- クーとかハーというような柔らかい声を出す

　後期早産児は低血糖，黄疸，脱水のリスクがあります．いつも素肌のお胸の上だと赤ちゃんがモゾモゾしたときに，おっぱいを含ませられるかもしれません．
ここで黄疸についても勉強しておきましょう．

黄疸のスクリーニング

 生後12時間から12時間ごとに経皮的黄疸濃度測定器で測定しましょう．早発黄疸のリスクがない場合には，顕性黄疸となった時点でスクリーニングを開始してもよいですね[4]．

 はぁー．実際やってみると難しいけど，楽しいですね．

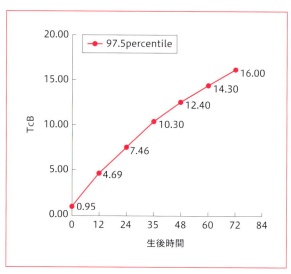

図1-1　経皮ビリルビン基準値表 JM-103
上記の ─── をこえた場合にはビルメーターで血清ビリルビン値を検査する．

(出典：文献4より一部改変)

 さて，最後の質問です．病的黄疸を防ぐためにどのように関わるとよいでしょうか．

 …今夜改めて勉強してきます！

病的黄疸を防ぐために

- 母子同室・頻繁な授乳・乳汁移行を確認しましょう．

- 早発黄疸は血液型不適合など溶血を伴うものも多いので，早期に介入するためにも経皮ビリルビン測定を行いましょう．

- 母乳栄養であるから生後早期に黄疸が強くなるということはありません．ただし，母乳を飲みとれていない場合にはカロリー摂取が不足するため黄疸が増強します．

対策としては

- 生後1時間以内に直接授乳を開始することで初乳を与えられます．初乳は胎便排泄を促します（胎便にはビリルビンが多量に含まれ，排泄されないとビリルビンが腸管から再吸収されます）．胎便排泄が少ないのであれば綿棒で肛門を刺激して排泄を促しましょう．

- 適切な抱き方と含ませ方，授乳回数，授乳のタイミングを伝えて赤ちゃんが飲み取る母乳量をできるだけ多くします．脱水のない母乳栄養児に糖水をルーティンに与えることは黄疸を増強させるかもしれないので控えましょう．十分に飲みとれていないのであれば搾母乳の補足を考慮します．

——最終的にやよいさんと赤ちゃんは，母乳育児を楽しみながら退院していきました．

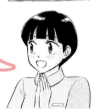

山田の教訓

後期早産児が帝王切開で出生する場合に気を付けたいこと
- 早期接触から母子同室につなげる．
- モニターを付ける＋お母さんにも手で赤ちゃんの呼吸（息づかい）を感じてもらう．
- 素肌で触れ合うことで体温維持につながり，授乳の機会も増やせる．
- 血糖確認のタイミングは生後2時間半ごろ．血糖値の結果によって対応を考える．
- 黄疸のチェックをする．

——その後，もっと母乳育児支援について学びたいと考えた助産師山田は，産休に入る看護師の木村さんの代わりにと自ら志願し，小児科外来へ配属されたのでした．そうして，病棟とのかけはしになろうと水野先生のもとで母乳外来の業務サポートをはじめました．

~さあ，ここからが助産師山田の母乳で育てる
お母さんたちを支える奮闘物語の，本当の始まりです！

参考文献
1) 国際ラクテーション・コンサルタント協会(ILCA)，瀬尾智子ほか翻訳：生後14日間の母乳育児援助・エビデンスに基づくガイドライン．日本ラクテーション・コンサルタント協会(JALC), 2003.
2) 日本未熟児新生児学会医療提供体制検討委員会：出生後分娩施設での新生児急変に関する全国調査．未熟児新生児誌, 24：73-81, 2012.
3) Cornblath M, et al：Hypoglycemia in the neonate. Semin Perinatol, 24：136-149, 2000.
4) 河田 興ほか：黄疸のスクリーニング．周産期医学, 37：55-59, 2007.

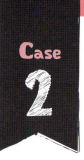

Case 2 糖水・人工乳を足す？足さない？
～産後早期の乳房緊満～

今回のお母さん

ひろこさん
32歳，初産婦
吸引分娩

　ひろこさんは，分娩停止のため吸引分娩で出産．産後72時間の時点で赤ちゃんの体重減少が7％を超えたため，同日午後に小児科医の診察を受けました．

　水野先生の記録では"手足は温かく脈もよく触れる．心拍数は140．毛細血管再充満時間*（胸骨部）は3秒未満．利尿は1日3回．胎便排泄が1日3回"とありました．

　診察後に水野先生と助産師山田との間で話し合いがありました．

外来ミーティング

 先生！　ひろこさん，母乳だけで育てたいって妊娠中からおっしゃっていて，今も頑張っています．もう少し様子をみても大丈夫ですか？　それとも赤ちゃんの体重も減っているし人工乳か，糖液か補足した方がいいのでしょうか？

 山田さんはひろこさんの気持ちに応えて，母乳だけで何とか乗り切らせてあげたいと思っているのですね．
そうはいっても赤ちゃんの安全性も確認しないといけませんからね．そのままいくべきか，補足するべきなのか，まずは，情報の整理をしてみましょう．
「人工乳か糖水を足さなければならない」と考える所見，つまりこの赤ちゃんが，「十分な母乳を飲み取れていない」と思える所見と，「循環動態は保たれているからもう少しこのままでいける」と思える所見とを，それぞれあげてみてください．

 ……うーん……

 では，質問を変えますね．この赤ちゃんは，産後48〜72時間に尿が3回，胎便が1日3回あるという記録がありますが，それはいかがでしょう？

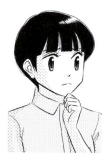

 ちょっと少ないと思います．通常はたしか，尿は4〜5回は出て，便も…回数は忘れましたが，この時期なら移行便になっていると思います．

おさらい　＊「毛細血管再充満時間」とは？
末梢循環を評価する方法の一つ．幼児以降では爪床を圧迫してピンクに戻るまでの時間をみるのが一般的である．

Case 2 糖水・人工乳を足す？ 足さない？

そうですね．生後48〜72時間の尿回数は4〜6回，便は移行便が3回というのが教科書的な回数です．そうするとこの赤ちゃんは「乳汁移行が十分ではない，母乳が飲み取れていない」と考えられますね．
では，「まだ大丈夫，循環は保たれている」というサインはいかがでしょう？　そろそろ母乳分泌も増える時期でしょうから，もう少し補足を待つことができるかどうかを考えてみましょう．

手足が温かいというところでしょうか．毛細血管再充満時間は2秒未満だったかと…

よく勉強していますね！　ただ新生児の場合は3秒未満が正常と考えてよいでしょう．
（実際に赤ちゃんの胸骨部に人差し指をあてて…）
このように5秒間圧迫して指を離します．直後は白く指のあとがみえますが，3秒かからずにもとの色に戻っていますね．

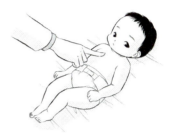

なるほど〜！！

ところで，ひろこさんはどのようにおっしゃっていますか？

先ほどお部屋に行ったら，「赤ちゃんがぐずって，うまく吸いついてくれなくて，そうこうしているうちに泣き出してしまうんです．わたしのおっぱいは吸いにくいのでしょうか？」と肩を落とされていました．

そうですか…それはひろこさんもがっかりされていることでしょう．
それで，山田さんはどのように声を掛けましたか？

がっかりしているひろこさんをみて，なんて声を掛けてよいか迷ってしまって「大丈夫ですよ．そのうち赤ちゃんも上手に吸ってくれるようになるから」と話して，逃げるように部屋を出てしまいました．どうお話をすればよかったのでしょう？

山田さんは，ひろこさんががっかりしているのに，自分がしっかりと対応できるかどうか不安になって部屋を出たのですね．
そうですねぇ，自分に自信がなくて，うまく対応できないのでは？　という山田さんのお気持ちは，よくわかります．僕も研修医のときはそうでした．シドロモドロで，お母さんになんて説明したらよいのかわからなくて．今の看護部長さんには，「先生，お母さんの気持ちがわかっていますか？」ってよく怒られていましたね．
山田さん，なんて言っていいのかわからないときは，お母さんの話した言葉を繰り返してみてはいかがでしょう．そうすることで，相手は自分の話を聞いてもらえていると感じ，無意識に親近感がわき，心地よく，話しやすいなどの気持ちが生まれるとい

われています．いきなり「大丈夫よ」と太鼓判を押されてしまうと，お母さんはそれ以上何も言えなくなってしまいますよね．

そうですよね．わかってはいたのですが…．また後でひろこさんを訪ねたときにやってみます．

それがいいですね．その前にお子さんの状況とお母さんの母乳分泌の様子，授乳の様子などを再確認しておきましょう．お母さんとの会話の中で提供できる情報は多いほうが，安心できますから．

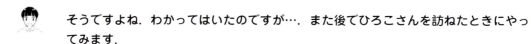
まずは授乳の様子をみせてもらう

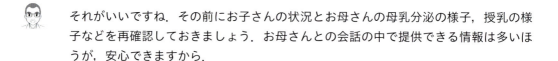
自信を失いかけているお母さんのエンパワーメント

母乳育児の成功には何よりお母さんに"わたしはできる"という自信をもってもらうこと！

表2-1　赤ちゃんが吸いつけない場合のチェック項目

- 授乳のタイミングは？
- 乳房の状態は？（緊満？痛み？張りすぎて吸いつけない？）
- 抱き方・含ませ方の様子は？
- お母さんの乳頭は？（巨大乳頭？陥没乳頭？）
- 舌小帯など口腔内の異常（**Case 9** p.80参照）はない？
- 人工乳首やおしゃぶりは使っていない？
- 赤ちゃんの全身状態は？

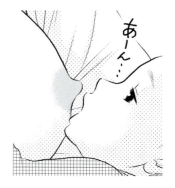

Case 2 糖水・人工乳を足す？ 足さない？

では，赤ちゃんが吸いつけない場合のチェック項目（表2-1）をみてひろこさんの産後のチャート（図2-1）を振り返ってみましょう．まず，授乳のタイミングはどうですか？

看護日誌には「3時間ごとに授乳．どうも祖母からしっかりと時間をあけてから授乳したほうがいいと言われているようだ」と書いてあります．

乳房の緊満はいかがですか？

先ほど伺ったときには，朝から張ってきていて，痛みもあるとおっしゃっていました．

(時間)	1日目	2日目	3日目	4日目
		2,870g（−2.4％）	2,750g（−6.5％）	2,710g（−7.8％）
0		授乳(15分)		
1				胎便様
2				
3		胎便排	授乳(15分)	授乳(15分)
4		授乳(15分)	排尿	
5				
6			授乳(15分)	授乳(15分)
7		授乳(20分)		排尿(ピンク色)
8				
9		排尿	授乳(15分)	授乳(15分)
10				
11		授乳(10分)母親疲れあり		胎便様
12			授乳(15分)	授乳(15分)
13	出生!! 2,940g 女児			7％を超える体重減少のため小児科医コール
14	母子同室開始．初回授乳			
15	ちょっとなめる	授乳(20分)	排尿	
16			授乳(15分)	
17	祖母面会			
18	授乳試みるも児は寝ている	授乳(10分)	胎便様	
19				
20			授乳(15分)	
21	授乳(20分)	授乳(20分)		
22			排尿	
23				
24		授乳(20分)	授乳(15分)	

図2-1 産後のチャート

おっぱいは張ってきているのですね．では後ほど，張りすぎて吸いつけないのか授乳の様子をアセスメントすることにしましょう．
次に，お母さんの抱き方，おっぱいの含ませ方はどうですか？

昨日授乳しているところをたまたま通りかかったのですが，だいぶ前かがみになられていました．声をかけようかと思ったのですが，隣の部屋にすぐ呼ばれてしまって……すみません．

なるほど，授乳間隔は一定時間をあけて，乳房も張ってきていて，そして適切とはいえない授乳姿勢ということですね．
赤ちゃんの口腔内は先ほどみましたが，舌の突出もよく，バブルパレート（**Case 10** 参照）など口蓋に気になることはありませんでした．ところで，哺乳びんは使っていないのですよね？

はい．直接授乳のみでいきたいとお母さんも強く希望されていましたので…おしゃぶりも使っていません．

赤ちゃんの全身状態は，先ほどの小児科医のチェックで，心疾患や呼吸器疾患，神経筋疾患などはなさそうだということでしたね．

 授乳に関して必須の確認事項

- 授乳のタイミングは？：3時間ごと
- 乳房の状態は？（緊満？　痛み？　張りすぎて吸いつけない？）
    朝から張ってきていて，痛みあり
    →乳房の張りすぎにより吸着ができないのか，授乳の様子のアセスメントが必要
- 抱き方・含ませ方の様子は？：適切とはいえない授乳姿勢
- お母さんの乳頭は？：巨大乳頭・陥没乳頭ともになし．乳輪までふくんでいる
- 赤ちゃんの口腔内所見は？：異常なし（舌の突出良好，バブルパレートなどはなし）
- 哺乳びんやおしゃぶりは？：使用なし
- 赤ちゃんの全身状態は？：心疾患や呼吸器疾患，神経筋疾患などはなし

基本3　もう一度，今までのルーティンを見直してみる
初産のお母さんでもスムーズに母乳育児のスタートがきれるようにするには何が大切かを考える！

では山田さん，これらの情報をもとにひろこさんのお話を聞いて，授乳の様子もアセスメントしてみましょう．

わかりました．行ってきます！

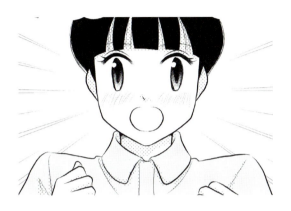

── ふたたび，ひろこさんのもとを訪れた山田さん．

Column　お母さんとよい関係を築くために知っておきたいこと

● 母乳育児は"マインドゲーム"であるといわれるくらい，"できるという自信をもつこと"が大切になります．支援者にはお母さんに自信をもってもらうためにもコミュニケーションスキルが欠かせません．
ここでひとつ知っておいていただきたい言葉があります．「バックトラッキング」です．これは，相手が言ったことを"ちゃんと聞いていますよ""あなたの気持ちわかりますよ"という気持ちを込めて返すことを意味します．こうすることで，お母さんが話した内容を再認識してもらうこともできます．
できるだけ相手の使った表現そのものを返しますが，まったく同じでなくてはならないというわけではありません．

● 3つのポイントを覚えておきましょう．
　　相手の話した"事実"を返す
　　相手の話した"感情"を返す
　　相手の話した"内容"を要約する

● 相手が「つらかったんです」といった感情表現を口にした場合は，「つらかったんですね」と相手の感情を強調するように返します．これまでの経過を振り返って話をされたときは，内容を確認したり，話を要約したりして，支援者自身が理解を確認するためにバックトラッキングを利用するのも有効です．
こうしたことで，お母さんは自分の話がよく理解され，受け入れられているという感覚をもちます．結果として相手との信頼関係を築くために有効なのです．

おっぱいに吸いついてくれない…

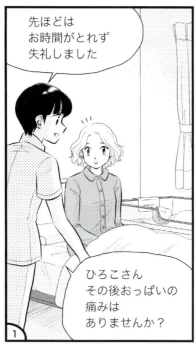

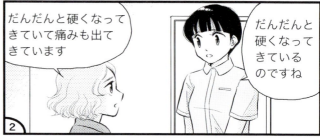

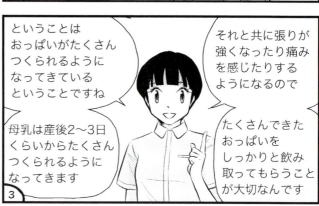

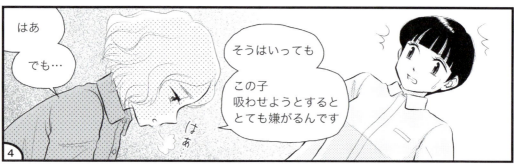

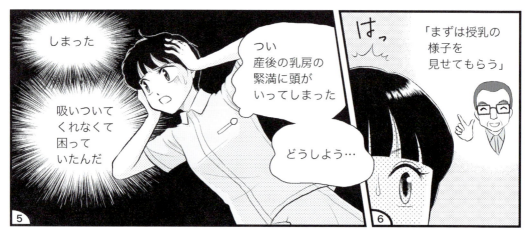

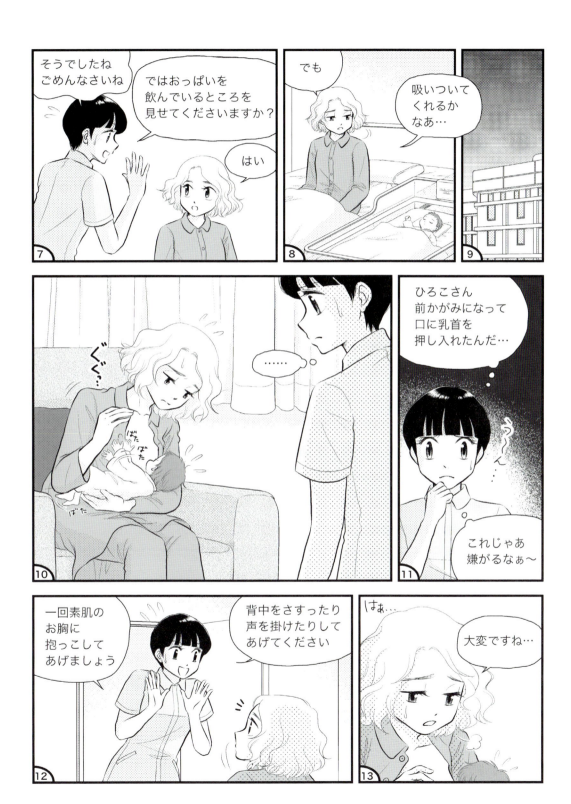

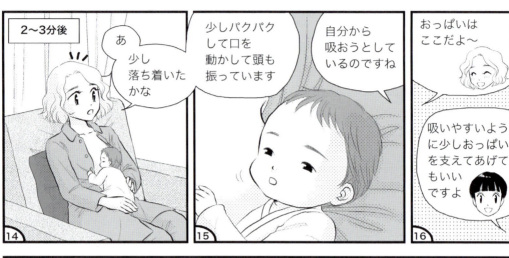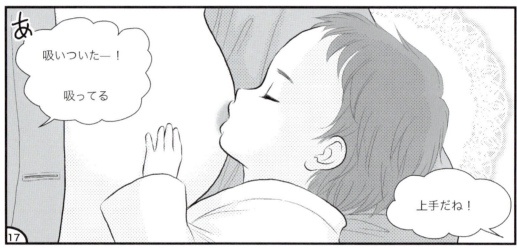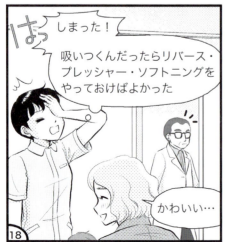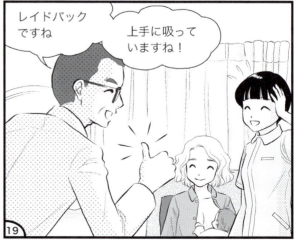

Case 2 糖水・人工乳を足す？ 足さない？

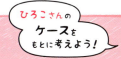

水野先生の勉強会 part3

ひろこさんのケースをもとに考えよう！

Question

このような乳房が緊満している状態の場合，乳房に児が吸いつきやすくするためにはどのような提案ができますか？

Answer

- 授乳前に少し搾乳して乳輪周囲を柔らかくしてみましょう．
- 乳頭周囲に圧迫を加えて乳輪周囲を柔らかくしてみましょう．

こういった提案も可能です．赤ちゃんが頻繁に，かつ，効果的に乳汁を飲みとれていれば乳房の張りに対して苦痛を感じないともいわれています．上手く飲み取れないと病的な緊満となって乳房トラブルの原因となってしまいます．

参考

リバース・プレッシャー・ソフトニング（RPS）

授乳の直前に乳輪に圧を加えて浮腫をとる方法である．浮腫として目でみてわかるようになるときには，間質の水分量は正常より30％以上増加している．間質の浮腫により，乳輪組織がパンパンになるため乳頭が十分に伸展できなくなり，赤ちゃんの吸着が困難となるかもしれない．

RPSを早期から行っても乳房や授乳に悪影響はなく，むしろ射乳反射を刺激することで乳汁移行を増やし，乳頭損傷のリスクを減少させる．

できればお母さん自身が行うことが望ましいが，お母さんが慣れるまでは支援者がお母さんの正面もしくは背後から行うこともできる（図2-2）．

指先もしくは指の腹を使って，乳輪周辺部にまんべんなく圧力をかけることにより，間質の水分をより乳輪皮下から奥の方へ押しやる．

緊満や浮腫の程度により，赤ちゃんが容易に吸着できるようになるまで数回行う．授乳の直前に行うと効果的である．

① 両手を使ったワンステップ法	② 両手を使ったツーステップ法
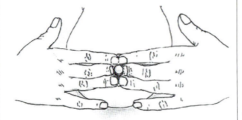 爪を短くして指先をまげて圧迫する．指先は一本一本乳頭の側面に触れて圧迫している．	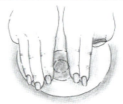 ステップ1：2～3本の指をまっすぐに伸ばして左右から乳頭基部を圧迫する．第一関節は乳頭に触れている． ステップ2：次に90°指の方向を回転して圧迫する．乳頭の上下も同様に圧迫する．

③ 両親指を使ったツーステップ法

ステップ1	ステップ2
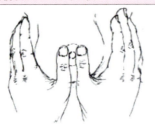 まっすぐに伸展した両親指の爪の根本で乳頭の側面を触れながら圧迫する．	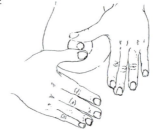 90°回転させて圧迫していく．

④ ワンハンド法

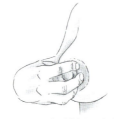 1．フラワーホールド：爪は短くしておく．指先を図のようにまげて赤ちゃんの舌があたるところにおいて圧迫する．	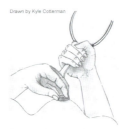 2．図のように，自分の乳輪がよく観察できるよう手鏡を使うとよい．

⑤ ソフトリング法

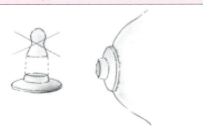

人工乳首の底側半分を使って，乳輪に図のように置く．その上から指で圧迫する方法．

図2-2　リバース・プレッシャー・ソフトニング（RPS）のさまざまな方法

（出典：文献1）

Case 2 糖水・人工乳を足す？ 足さない？

■ RPS の基本の方法（図2-2）

1. 手と指をきれいに洗う（爪は短くする）．
2. 圧をかける部分は，乳頭の付け根（乳頭基部）から半径2.5〜5cmの範囲（主に乳輪となる）．
3. 痛みがない程度にしっかりとお母さんの胸郭に対して垂直に1〜3分間，圧をかける．

- お母さんたちは両手とも短くした爪で指先をまげて圧迫するのが最も効果的だという．
- 両手が使えない場合は片手による圧迫が便利である．
- 医療者は指を伸展させて行う方法，または両親指を用いる方法がやりやすいようである．
  ▶両親指の腹や両手の第2・3指の腹を乳頭の上と下において2.5〜5cm の長さにわたって圧迫する．
  ▶位置を変えて数分間の圧迫を続ける．最初に圧迫した部分と重なって圧迫することも有効である．このようにして乳頭基部にある間質の水分を除いていく．
- RPS の後では，指先でさらに乳輪を柔らかくすることも容易となり，また心地よく感じるようになる．下顎が当たる部分に特別なくぼみを作っておくとさらに深く吸着できるだろう．

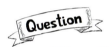

では，一歩戻って，なぜ乳房緊満するのでしょうか？

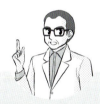

Answer

- 乳汁来潮：乳汁産生がたかまるにつれ，乳房に流入する血液量が増加します．リンパ液の増加もみられます．このため，乳房内圧が上昇します．
- 乳管系を圧迫するようになると乳汁の流れは悪化します．
- 血流やリンパ流が低下すればさらに乳房は緊満してきます．
- 産後数日後に乳房全体に軽い張りを感じることは一般的です．
  その時点で赤ちゃんが頻繁に，かつ，効果的に乳汁を飲み取れていれば，乳房の病的緊満には至りません．
- 乳管開口を全く認めずに腫脹が増強し，自壊したケースの報告もあります（図2-3）．乳管から乳汁分泌がみられているか注意しましょう．

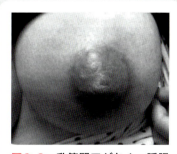

図2-3　乳管開口がなく，腫脹から自壊した例（口絵 p.iii）
（香川県立中央病院 下川智佳代先生 ご提供）

Column ハンズ・オンとハンズ・オフ[2)]

~お母さんが学べるように支援する際のポイント~

● いわゆる「ハンズ・オフ Hands-off」での支援

できるかぎり"手を出さない"方法でお母さん自身が赤ちゃんをおっぱいに吸着できるようにします.

① お母さんと一緒に抱き方,含ませ方を確認しましょう.
② 直接授乳の際の要点は,お母さんが理解しやすい言葉で伝えます.理解できるとお母さんの自信になります.
③ 必要があれば,支援者自身が人形や模型などを使って実演してみせます.
④ お母さんに触れる際は,まず,お母さんの手や腕をとってやさしく誘導します.
⑤ ハンズ・オフでの支援は,特に支援者のコミュニケーションスキルが大切な要素です.

● 「ハンズ・オン Hands-on」での支援

「ハンズ・オン」とは,支援者がお母さんと赤ちゃんに直接触れて援助する方法を指します.(例えば,お母さんの乳房と赤ちゃんの頭をつかんで吸着させるなど.)

※ハンズ・オンが必要な状況:
- 帝王切開術当日などお母さんが自分自身で授乳を行うことが難しい場合.
- ハンズ・オフで授乳の仕方を伝えてもうまくいかず,お母さんと赤ちゃんの苦痛が増してきた場合など.

ハンズ・オン**のみ**の援助は,お母さんと赤ちゃんの効果的な授乳方法の習得の機会を減らし,お母さんが「自分一人ではできない」と自信をなくしかねないので注意が必要です.

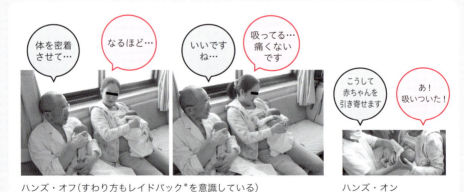

図2-4　ハンズ・オフとハンズ・オン

＊レイドバックとは：セミリクライニングでの授乳姿勢を指します．赤ちゃんを腹這いに抱くことで密着しやすく深い吸着が可能になります．赤ちゃんが頭を自由に動かしおっぱいをさがせるように，頭や首を強く押さえないようにします．腹這いであっても赤ちゃんの頭が軽く後屈し下顎が密着していれば鼻呼吸を妨げません(非対称性の吸着)．Case 3 (p.40)参照

Case 2　糖水・人工乳を足す？　足さない？

山田memo！　母乳育児支援の基本

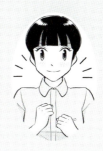

基本1　まずは授乳の様子をみせてもらう．

基本2　自信を失いかけているお母さんのエンパワーメント．
母乳育児の成功には，何よりお母さんが"わたしはできる"という自信をもてること．

基本3　もう一度，今までのルーティンを見直してみる．

- 産後早期から授乳を始めなかった．➡ 生まれてすぐの母子の触れ合い（出産前から抱き方，含ませ方を人形を使って練習しておく）．
- 不適切な含ませ方のため，乳汁が効果的に流れていかない．
- 授乳の回数が少ない．➡ 欲しがるときに授乳する．
- 夜間に授乳しない．➡ 夜間の授乳が負担にならないように1日の流れを見直す．
- 授乳時間が短い．➡ 欲しがるだけ授乳する．

⬇ その結果…

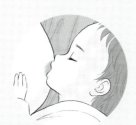

赤ちゃんが母乳を飲み取れる
⬇
不用な補足を減らすことができる
⬇
お母さんの自信が増す
⬇
母乳育児を継続できる！

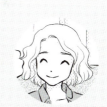

Good！

山田の教訓

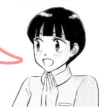

- 補足が必要かどうかは情報を整理して考える！
（必要に応じて血液ガス，血糖電解質の検査も行う）
- お母さんの気持ちに寄り添って声をかける！

参考文献

1) Cotterman KJ：Reverse pressure softening：A simple tool to prepare areola for easier latching during engorgement. J Hum Lact, 20：227-237, 2004．
2) 井村真澄：ポジショニングとラッチ・オンのニュートレンド．第5回 医師のための母乳育児支援セミナー in 札幌，日本ラクテーション・コンサルタント協会, 2009．

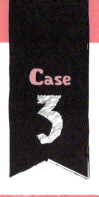

Case 3 授乳の基本はリラックス♪
〜授乳姿勢〜

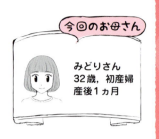

今回のお母さん

みどりさん
32歳, 初産婦
産後1ヵ月

　ある夕方, 診察が終わってコーヒーブレイクをしていた小児科医水野は, 助産師山田から報告を受けました.

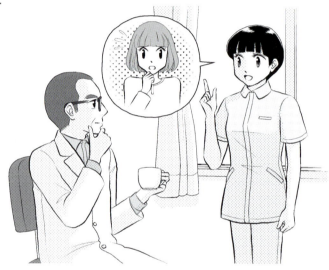

問診室にて

- 先生, 今日のお昼にみどりさんが母乳外来にいらしたのですが, とてもつらそうだったんです.

- あぁ, みどりさんですね. 明るい方でよく覚えていますよ. どのようなことがつらそうだったのでしょうか.

- 乳頭痛です. みどりさんは妊娠中から母乳育児を希望していらっしゃって, 頑張っていたのですが, おっぱいの痛みがひどくて授乳を続けるのがつらくなったそうなんです. いま, 産後1ヵ月なんですが, 子育てにも疲れていらっしゃるようでした.

- なるほど…それで山田さんはどのように対応しましたか？ もう少し詳しく聞かせていただけますか？

- はい. そのときのことをお話します.

Case 3　授乳の基本はリラックス♪

お昼の母乳外来の回想…

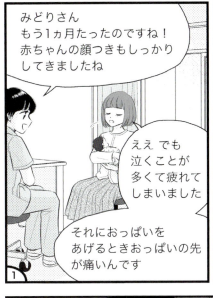
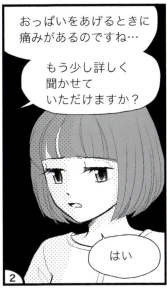
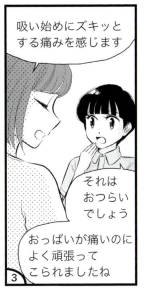
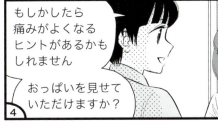
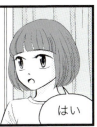
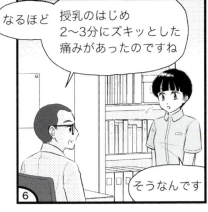
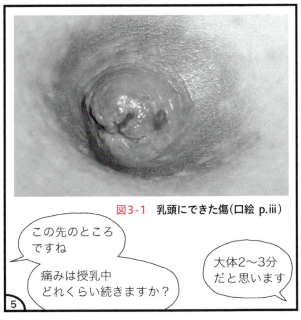

図3-1　乳頭にできた傷（口絵 p.iii）

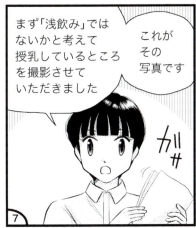

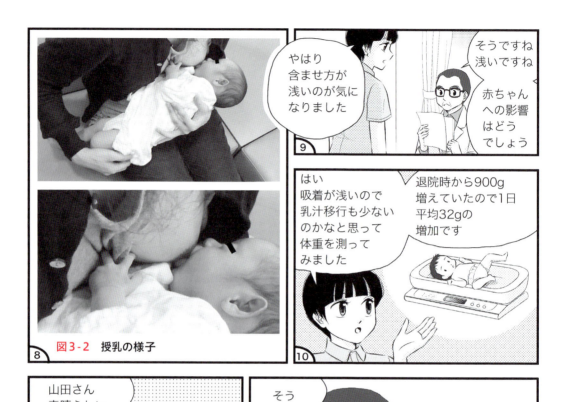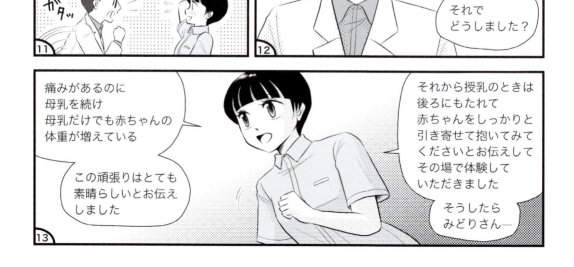

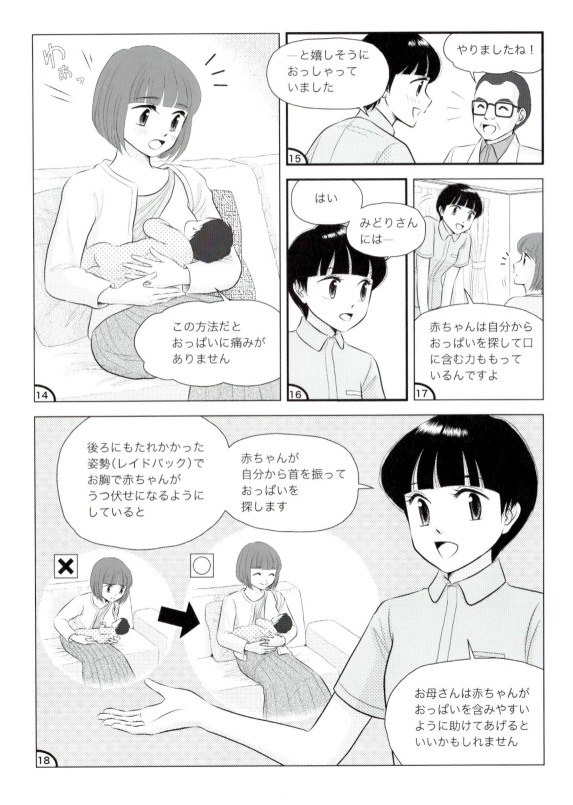

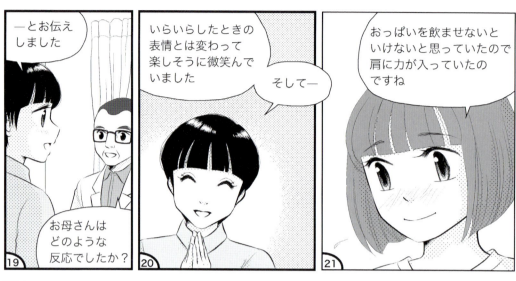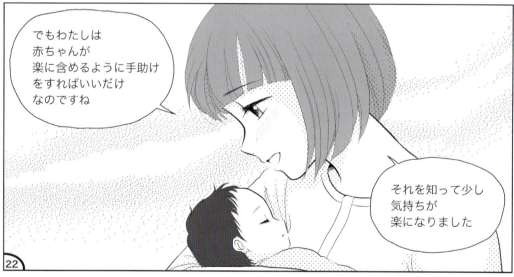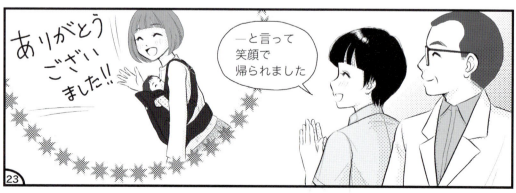

山田memo！ 浅飲みの赤ちゃん

- お母さんの"なんとかしておっぱいを飲ませたい"という気持ちが強いと，前かがみになり赤ちゃんの口に乳頭を押し入れがちなので，レイドバック（後ろにもたれかかった姿勢）を提案する．
- お母さん主体の授乳から，赤ちゃんの持っている力を引き出す授乳へとお母さんをサポートするのも私たち医療者の役割．
- 「乳首が痛い，傷ができた」そうおっしゃるお母さんの授乳の様子をみて，赤ちゃんが乳房を楽に含めるような抱き方を提案していきたい．

Keyword 前かがみ，レイドバック，一日体重増加量，乳頭痛，浅飲み

Point おっぱいをあげるときの痛みについて確認すべき点

- 問診において以下について確認しましょう．
  痛みの場所：乳房全体，乳頭の表面，奥の方など
  痛みを感じるのは：授乳のはじめ・途中・終わりまたは授乳後？
  痛みの強さ，どのような痛みか：オープンエンドクエスチョンでお母さんの自由な答えをひき出すことによって，より詳細な情報を拾う．

- 普段通り授乳してもらい，授乳前後の乳頭の変化を目で確認しましょう．
  乳頭の傷の有無 → 有りの場合…場所はどこか？　白斑はみられるか？　水疱はみられるか？
  記録に残す際，時計の針に例えるとわかりやすい．
  （例えば"1時から7時の方向のスジ状の傷"といったように）

- 抱き方を確認しましょう．前かがみになっていないか？　赤ちゃんの下顎は乳房についているか？　赤ちゃんの身体はお母さんの方を向き密着しているか？

- 赤ちゃんの吸いつき方（くわえ方）を確認しましょう．口の開き方は？　吸着は浅い？　唇は外側にめくれているか？

- 授乳について修正をしたら，痛みが軽減したか確認するとともに，実際に飲み取れているかもチェックしましょう．

母乳育児に関する問題の多くは抱き方，含ませ方を修正することで解決しますが，これらを確認することで，もっと詳しく対処の仕方がみえてきます．

山田memo　レイドバックの具体的な方法

- 大切なのはお母さんが快適に感じられる環境であること．
- 赤ちゃんが空腹のサイン（Case 1 p.17参照）を出したときがベストタイミングであるが，余裕があれば赤ちゃんが寝ているときでも（赤ちゃんは薄着で），素肌の胸で肌と肌の触れ合いを行う．必要に応じて，上から温めるために毛布を掛ける．
- 赤ちゃんが空腹のサインを出したら…ベビータイムを設ける．つまり，すぐに授乳しようとするのではなく，赤ちゃんに声を掛けたり，さすったりするよう促す．
  →赤ちゃんが自分から吸いつきにくるのを待つ．
- お母さんが赤ちゃんの口を乳頭・乳輪の方にもっていってもよい（赤ちゃんの頭はつかまないようにする）．必要に応じて乳房を支えて吸いつきやすいように手助けする．
- 途中で泣き出してしまったら，素肌の胸で落ち着かせる——探索反射，哺乳のような口運動をはじめたら協力した授乳へ．
- お母さんは，上記のような赤ちゃんの動作がみられたらすぐに乳房にたどり着けるような衣服を着ていると便利．

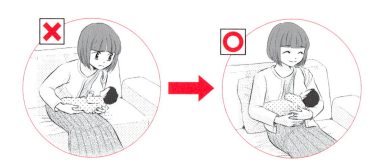

ベビー・レッド・ブレストフィーディング：baby led breastfeeding[1,2]（図3-3）

- アメリカの小児科医・IBCLCのスマイリーが提唱した，お母さんと赤ちゃんは相互にフィードバックし合う一つの生物学的システムであるという考えである．
- 赤ちゃんが本来もっている「自力で乳房に吸いつく」という能力を発揮できるように，お母さんが赤ちゃんを援助する方法．
- 右脳の動きによる直感的で感覚的なコミュニケーションが大切．
- 支援者も，赤ちゃんにやさしく語りかけ，左脳を使うような指示はできるだけ避ける．
- リードするのは赤ちゃんでお母さんはそれに合わせて援助する．
- この母と子の相互作用は，二人で息を合わせて踊っている神経学的ダンスであるとも表現される．
  - お母さんと赤ちゃんが触れ合うことで，オキシトシン分泌が促進される．硬膜外麻酔でオキシトシンを投与されていたお母さんにも有効である[3]．

Case 3 授乳の基本はリラックス♪

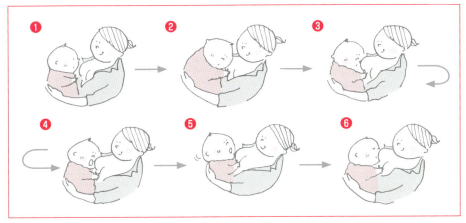

図3-3　ベビー・レッド・ブレストフィーディング

> **Column　オキシトシンは幸せホルモン**
>
> - 下垂体後葉ホルモンであるオキシトシンは分娩の際に子宮収縮をうながし，授乳の際には射乳反射を起こすホルモンです．
> - これらの役割以外にも，オキシトシンは愛情にあふれた行動，痛みの軽減，学習能力の向上，さらには疾病予防においても重要な役割を果たしています．
> - つまり，オキシトシンは分娩・母乳育児を超えて，子どもとの向き合い方――育児そのものにおいて重要な働きをもつホルモンなのです．
> - みどりさんは傷があって痛みもありましたが，オキシトシンには損傷治癒促進作用もあり，オキシトシンを高い状態に維持できれば乳頭損傷を早くよくできるかもしれません．
> - そのためにも母乳育児支援者は母親の心に寄り添いながら接すること，家族にもオキシトシンがでやすい状況を作ってもらえるよう説明するとよいでしょう．

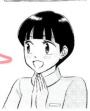

山田の教訓

- お母さんが一人でがんばらなくてもいいんだ！
- 母乳育児をリラックスして楽しんでもらうように支援しよう！

参考文献

1) 井村真澄：ポジショニングとラッチオンの基本とニュートレンド．第5回医師のための母乳育児支援セミナー in 札幌．NPO法人日本ラクテーションコンサルタント協会，2009．
2) Karl DJ：Using principles of newborn behavioral state organization to facilitate breastfeeding. MCN Am J Matern Child Nurs, 29：292-298, 2004.
3) Smille C：Baby-Led Breastfeeding：The Mother-Baby Dance. Geddes Productions, 2007.（DVD）

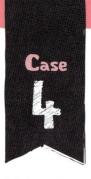

Case 4 授乳後に感じる焼けるような痛み
～レイノー現象～

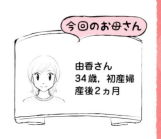

今回のお母さん

由香さん
34歳，初産婦
産後2ヵ月

　由香さんは母乳で育てています．ある雪の朝，授乳後に乳頭に焼けるような痛みを感じるようになったと母乳外来を訪れました．

外来ミーティング

 今日は寒いですね～．さて山田さん，今日は由香さんの問診をお願いします．（問診票を見ながら）まず，どのようなことをお尋ねしますか？

 えっと…由香さんの問診票には乳頭の痛みと書かれているので，痛みの性状，場所，そして授乳との関係をお尋ねします．

 そうですね．あと，授乳の回数，人工乳首，おしゃぶりは使っていないか，いつ頃から痛みを感じてきたのかも確認しましょう．問診で足りないところは後で私も確認しますから，心配ありませんよ．さあ，がんばって！

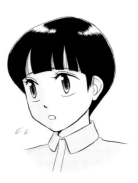

問診室にて

 おはようございます．今日担当させていただきます助産師の山田です．どうなさいましたか？

 おはようございます．あの～，おっぱいをあげるときに乳首が痛いんです．

 そうですか．乳首が痛いのですね．由香さん，今はおっぱいとミルクはどのような感じであげていますか？

 母乳だけです．

 2ヵ月間ずっと母乳で育てていらっしゃるのですね．素晴らしいですね．いつ頃からお痛みがありました？

Case 4　授乳後に感じる焼けるような痛み

　それが，最近なんです．

おっぱいをあげている最中にお痛みがあるのですね．

　いいえ，おっぱいをあげ終わってから，ズキンズキンと乳首の先が痛みます．

それは，おつらいですね．ズキズキする痛みはどれくらい続きますか？

　大体2〜3分だと思います．

わかりました．では由香さん，このあと，授乳室で実際におっぱいをあげているところをみせていただきたいと思います．先生と少し話してきますので，お待ちください．

・・・・・

山田さん，ありがとう．いかがでしたか，由香さんの具合は．

　ちょっとつらそうでした．先生，問診結果ですが痛みを感じるタイミングは，おっぱいをあげるときではなく，授乳後の痛みで，痛みの性状は2〜3分ズキンズキンという拍動性の痛みを乳頭の先端に感じるようです．痛みは最近出てきたとのことです．

それで，山田さんはどのような病態を念頭におきましたか？

　授乳後なので，傷ではないと思うのですが…

問診はしっかりと取れていますよ，自信をもって！　診断に至る過程で，もう一つ大切な要素は何でしょうか．

　授乳の様子をみる…でしょうか？

そうですね．あとは痛みの性状です．拍動性の痛みを感じる病態にはどのようなものがありますか？

　……調べておきます．

それから，赤ちゃんの体重・身長の測定もお願いしますね！

はい！

授乳室にて〜授乳が終わってから〜

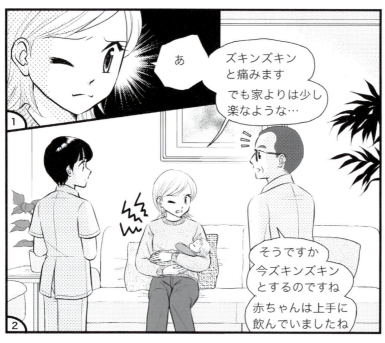
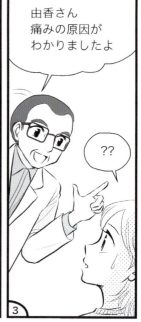
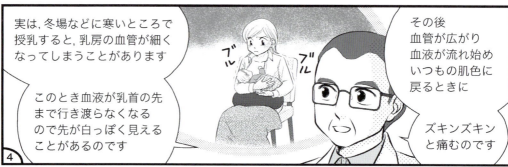
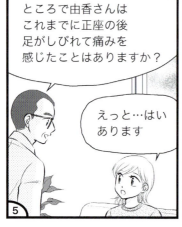
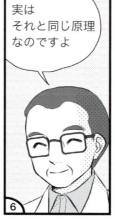
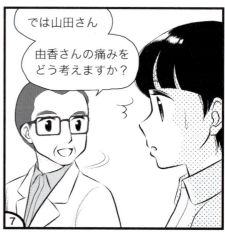

Case 4　授乳後に感じる焼けるような痛み

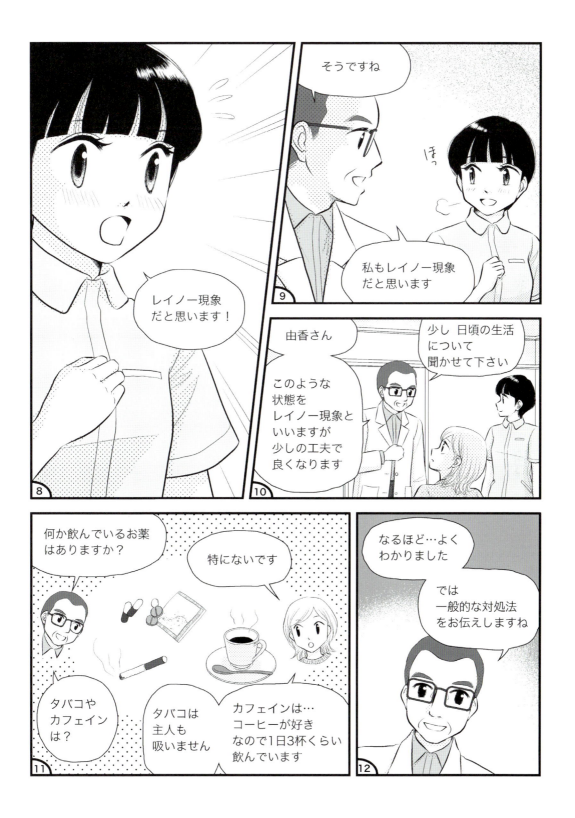

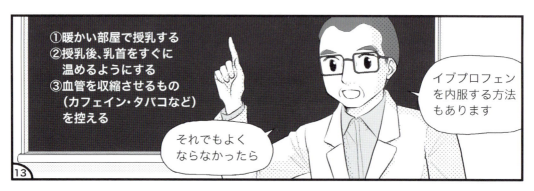
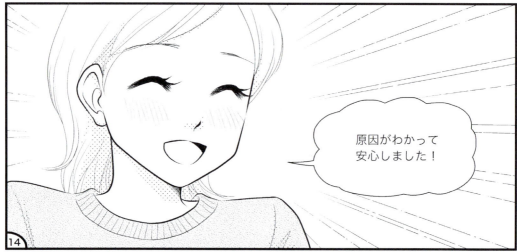
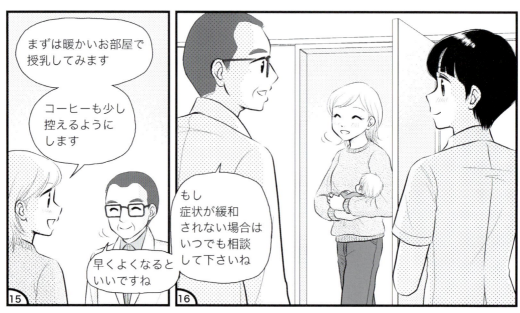

山田memo！ レイノー現象のまとめ

レイノー現象とは手足にみられることが多く，21〜50歳の女性の22％にみられ，決してまれな病態ではない[1]．授乳に伴い乳頭のレイノー現象が起こると乳頭の痛みを訴える場合もある．乳頭のレイノー現象を示す（図4-1）．

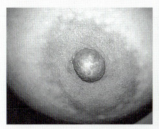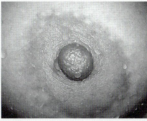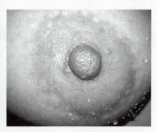

図4-1　レイノー現象：授乳直後からの乳頭の色の変化（口絵 p.ⅲ）

所見・症状
- 授乳直後に乳頭または乳輪までが真っ白に虚血した状態．
- 授乳が終わり，乳頭に血液が戻ると色は戻るが，同時に強い痛み（刺したような，焼けるような拍動痛）を感じることもある．
- 乳頭だけでなく，手指などほかの部位にも同様の変化がみられたり，妊娠中からレイノー現象が認められたりすることもある．

鑑別のための診察ポイント
- 痛みを訴えるが，乳頭に傷，発赤はみられない．
- 抱き方，含ませ方は適切なことが多い．
- 授乳の様子と同時に，日常生活や習慣をチェック！

原因
- 寒い環境，カフェイン，喫煙，精神的なストレスがある．
- エストロゲンの入った経口避妊薬や塩酸ラベタロール（降圧薬）でレイノー現象がみられたという報告もある[2]．

対策
- 乳房を冷やさないようにする（寒い場所で授乳しない）．
- 授乳後すぐに乳頭乳輪を温める．
- カフェインを控える．
- 必要に応じてイブプロフェンを用いる．
- 手で温めたオリーブオイルを使って乳頭をしっかりとマッサージすることで痛みがおさまることもある．
- 投薬．出産した産科，またはかかりつけ小児科に〔ニフェジピン（20〜30mg/分1〜2）〕[3]を処方して下さいとお手紙を書く．

★ニフェジピンの投与について

血管拡張作用があり，ほかの部位でのレイノー現象でも一般的に用いられる薬剤[4]．2週間使用し，中止後様子をみる．そのままレイノー現象が起こらないことが多く，再発してもニフェジピン使用前より軽いことが多い．

必要があれば，もう2週間ニフェジピンを使用する．

ニフェジピンの乳汁移行は少なく授乳中にも安心して使える．

ニフェジピンの副反応として，頭痛があることを伝える．

★ビタミン B_6 の摂取

ビタミン B_6 が痛みの軽減に効果があるという女性もいるが，大量のビタミン B_6 は母乳産生を低下させたり，赤ちゃんの肝機能に影響を与えたりする可能性があるので摂取量を注意するように伝える．

投与量：まず4日間，100～200 mg を1日1回投与する．その後は1日25 mg とする[5]．

Point レイノー現象のいろいろ

- カンジダと診断される痛みに，レイノー現象が隠れていることは少なくありません．

- レイノー現象の痛みは，授乳後に焼けるような痛みと訴えられることもあり，カンジダ感染との鑑別が必要になります（**Case 6** 参照）．

- 授乳後の乳頭の色を，特に寒い環境で観察することが，診断の手掛かりとなります．

- ほかの疾患に伴う二次性のレイノー現象のこともありうるので，手足にもレイノー現象が出ていないかを確認します．

- レイノー現象を起こす疾患として多いのは膠原病です．

- 強皮症，全身性エリテマトーデス，混合性結合組織病が代表的です．

- 手指の腫脹（ソーセージ様）や関節炎などの症状を伴う場合は専門医への紹介が必要です．

Case 4 授乳後に感じる焼けるような痛み

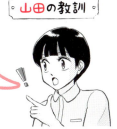
山田の教訓

問診と観察が解決の糸口！
- レイノー現象はまれではない．
- 治療法もある！
- 授乳は暖かい所で．コーヒー，タバコはよくない．
- 何か飲んでいる薬があるか確認する！

参考文献
1) Lawlor-Smith L, et al.：Vasospasm of the nipple―a manifestation of Raynaud's phenomenon：case reports. BMJ, 314：644-645, 1997.
2) McGuinness N, et al.：Raynaud's phenomenon of the nipple associated with labetalol use. J Hum Lact, 29：17-19, 2013.
3) OL Holmen, et al.：An underdiagnosed cause of nipple pain presented on a camera phone. 339：b2553, 2009.〈http://www.bmj.com/content/339/bmj.b2553〉
4) Anderson JE, et al.：Raynaud's phenomenon of the nipple：a treatable cause of painful breastfeeding. Pediatrics, 113：e360-364, 2004.
5) Lauwers J, et al.：Counseling the Nursing Mother：A Lactation Consultant's Guide 5th eds, p.387, Jones & Bartlett Pub, 2010.

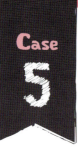

Case 5 授乳中のチクチクする痛み
~乳管閉塞・白斑~

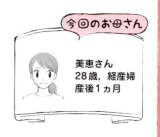

今回のお母さん
美恵さん
28歳，経産婦
産後1ヵ月

　少しずつ母乳外来の経験を積み自信をもってきた助産師山田，母乳外来にいらしたお母さん—美恵さんとの問診に意気揚々と臨んでいます．

母乳外来にて問診

 おはようございます．本日担当させていただきます助産師の山田です．今日はどうなさいましたか？

 はい，今母乳だけなのですが，おっぱいをあげるとき，おっぱいの先が痛いんです．

 おっぱいをあげるときに痛みがあるのですね…それは，おつらいですね．もう少し詳しくお話を聞かせていただけますか？

 はい．吸い始め，2～3分くらい，乳首の先に痛みを感じます．

 それはどのような痛みですか？

 そうですね…チクッと痛みます．

 そうですか．授乳の始めに乳頭の先にチクッとする痛みがあるのですね．ではすぐお呼びしますので，こちらで座ってお待ち下さい．

水野先生と打ち合わせ

 きっと吸着が浅いのだと思います．乳首の先にチクッとした痛みですから…

 山田さん，まだ，診察していませんから，あまり決めつけないようにしましょうね．ところで，赤ちゃんの体重・身長は？

 あっ！ 忘れていました…今，測ってきます！

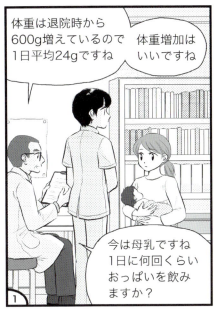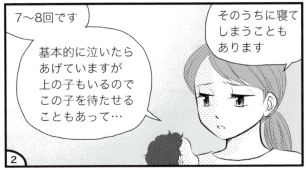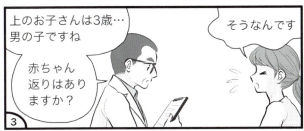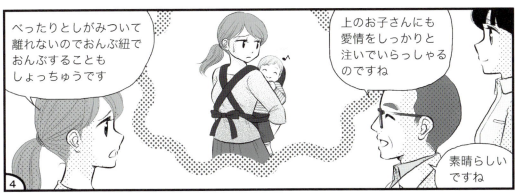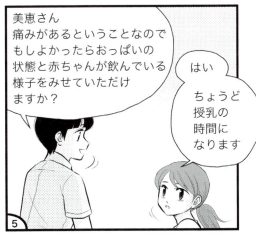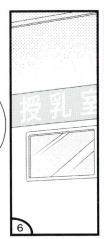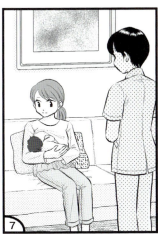

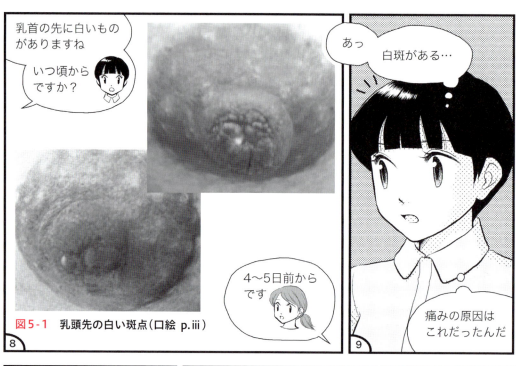
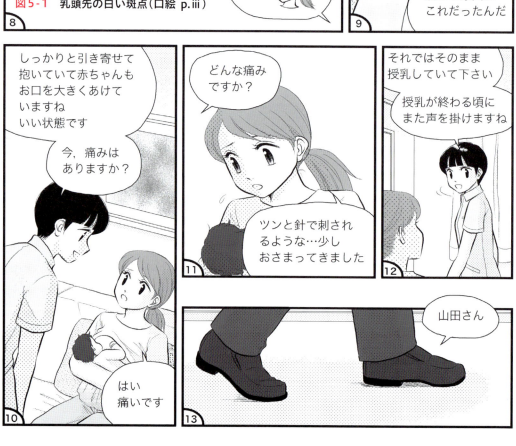

図5-1　乳頭先の白い斑点（口絵 p.iii）

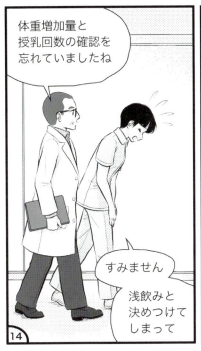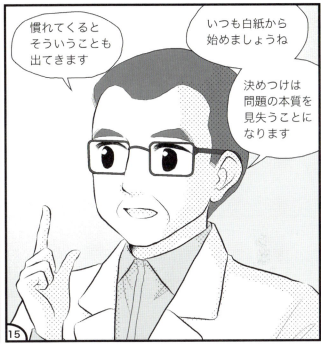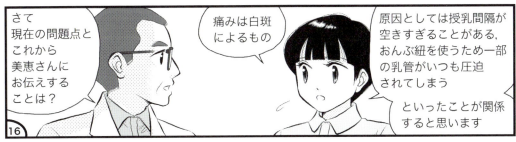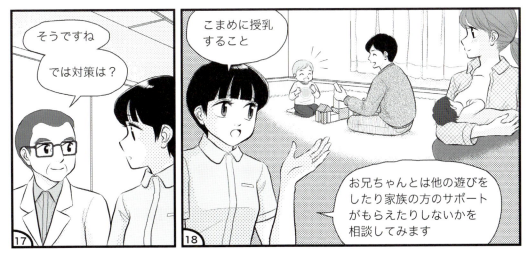

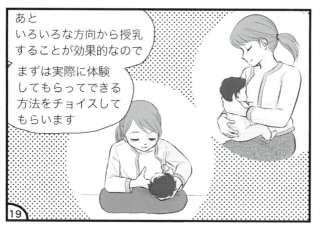
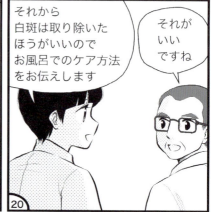
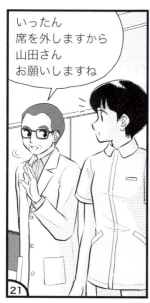
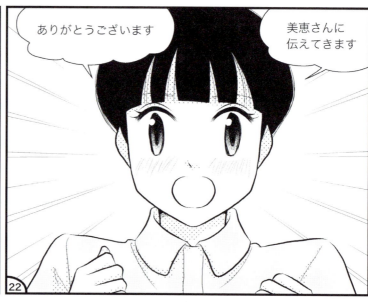
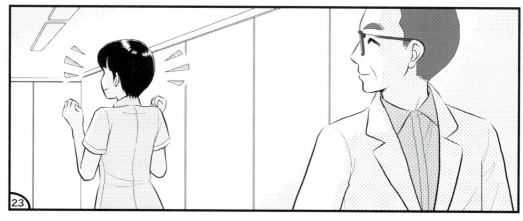

山田memo 白斑（乳管閉塞）とは？

- 乳管が閉塞すると，乳頭の先端に白い瘤状のものがみられることがあり，白斑としばしば呼ばれる．通常光沢をもち，なめらかで，半径1mm未満という場合が多い．
- 乳管開口部の閉塞のため，その開口部に流れる乳腺葉全体に乳汁のうっ滞が起こる．この状態が限局的な痛みにつながる．
- 乳管から，糸状のものや脂肪のようにみえる物質が排出されると，閉塞がよくなることもある．このタイプの閉塞は濃縮された乳汁が閉塞の原因と考えられる．

症状 圧痛，熱感，乳房の一部の発赤，発熱のない辺縁境界の明瞭なしこり．ときどき乳頭の乳管開口部に白い小さな斑点（白斑）がみられる．

病態 乳房内では，乳汁うっ滞，乳汁栓，乳汁の局所での蓄積，死んだ細胞が集積しているといった変化がみられる．

原因 不完全な乳汁排出（赤ちゃんの吸啜が弱い，吸着が不適切，授乳のスキップ，乳汁分泌過多など），乳管の圧迫（きついブラジャー，おんぶ紐，授乳中のお母さんの指など），栄養状態が悪い，ストレスなどが関係しているといわれている．

対策 乳管閉塞は放置しておくと乳腺炎に伸展する可能性がある．乳汁が十分に排出されるように心掛け，以下の対応を試みる．

① つまりの原因となっている白斑を取り除く．
- 入浴中に白斑部分を軽くしごき，つまりを取る．
- それでも取れなければオリーブオイルなどでふやかしてみる．

② 乳管が物理的に圧迫されるのを避ける．
③ 頻回授乳する．
④ 閉塞のある側から授乳する．
⑤ いろいろな方向から授乳する．
⑥ 授乳前と授乳中に乳房マッサージをする．
　授乳中に乳房を軽く圧迫し，乳汁排出を促す（乳房の周囲から乳頭に向かって親指を用いてマッサージ）．
⑦ 授乳時に温かいシャワーを患部にあて，射乳反射を促す．　　など

山田の教訓

- 思い込みは禁物！！
- 乳頭痛がすべて浅飲みだと思ったら大きな間違いを犯してしまうかも…
- 乳頭の観察も忘れずに！

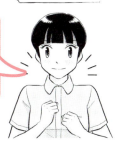

乳管閉塞への具体的な対処方法

いろいろな飲ませ方

白斑のある方向に赤ちゃんの顎が向かうような抱き方をしましょう．

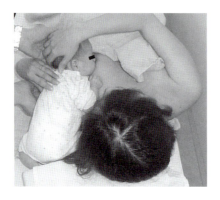

図5-2　2時方向の抱き方
写真は左乳房の2時の方向に赤ちゃんの下顎がきています．このようにすると外側上部に飲み残しが多い場合や，白斑が2時の位置にできる場合にも効果があります．

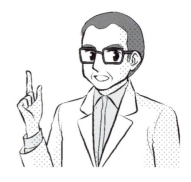

乳房のマッサージ例〜入浴中の白斑の除去〜

白斑の部分から乳汁を絞り出しましょう．

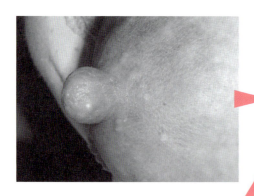

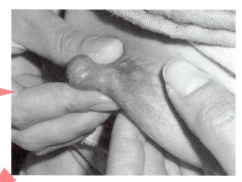

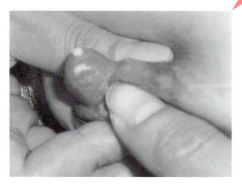

図5-3　白斑の絞り出し（口絵 p.iv）
入浴時に白斑部分をガーゼでやさしくこすり，写真のように絞り出すのもよいでしょう．

【注意】慢性的に閉塞を繰り返す場合は，清潔な針のようなもので患部をつついて，開通させることもありますが，後で患部の痛みを伴うことがあるため，安易に行う対処法ではありません．

Case 6 水疱ができた
~カンジダ感染~

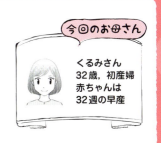
今回のお母さん
くるみさん
32歳，初産婦
赤ちゃんは
32週の早産

👨 山田さん，昨日メールで近くの総合病院から紹介状が届きました．赤ちゃんが NICU に1ヵ月ほど入院していたとのことで，入院中は搾乳をして，NICU 退院後は直接授乳をしていらっしゃるようです．今，産後3ヵ月．乳頭痛が強くなり，水疱もできてきたためみて欲しいということです．

👨 NICU に入院していたことが関係あるのでしょうか？

👨 そうですねぇ．不適切な搾乳器の使用も乳輪の水疱の原因にはなりますね．山田さん，事前のアセスメントも必要ですが，あまり先入観はもたないことも大切ですよ．

問診室にて

👨 おはようございます．本日担当させていただきます助産師の山田です．

👩 よろしくお願いします．

👨 これまでの経過については，紹介状を読ませていただき把握いたしました．痛みが出てきたのはいつ頃からですか？

👩 2〜3週間前からです．痛みもそうなのですが，傷もあるし，最近は水ぶくれのようなものまでできてしまいました．
実は NICU にいたときにも助産師さんに「くわえるのが浅いですね」と言われました．自分で工夫もしてみましたが，どうやっても右側だけは深く含んでくれなくて…

👨 大変な状況の中でも母乳をあげ続けたのですね．素晴らしいですね．

👩 NICU の先生から「早産の赤ちゃんは，おなかの中でもらえなかった大切なものは，母乳からもらうのですよ」と聞いていたので，頑張らなければと思いました．

👨 赤ちゃんのことを大切に考えていらっしゃるのですね．差し支えなかったらおっぱいの様子と赤ちゃんが飲んでいる様子をみせていただけますか？

👩 もちろんです！ ぜひみてもらいたいです．

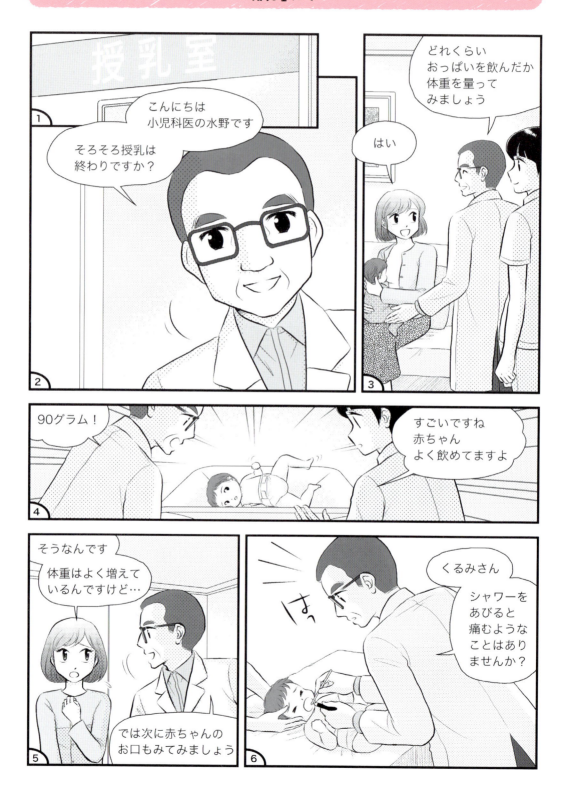

Case 6 水疱ができた

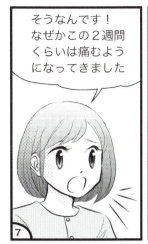
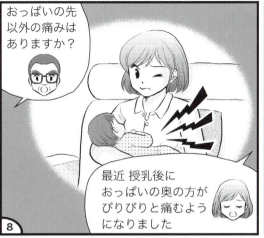
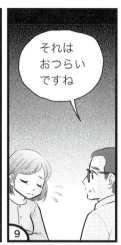
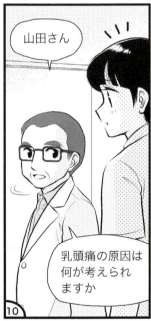
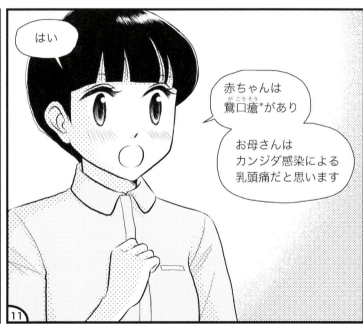
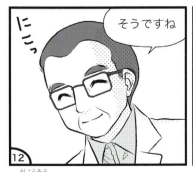
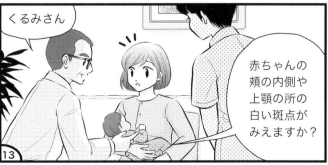

＊鵞口瘡：カンジダ感染により口の中に白い斑点のようなかたまりが付着する病気．ミルクかすと違いこすってもとれない．

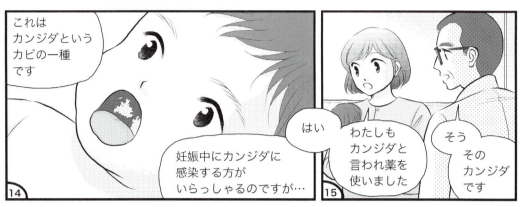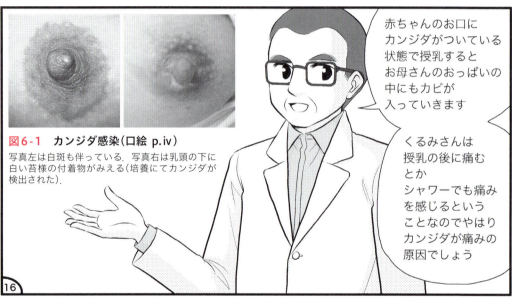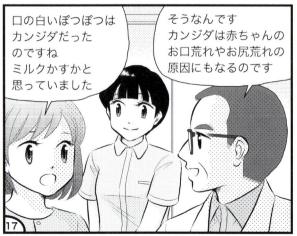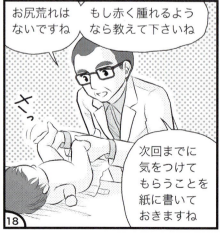

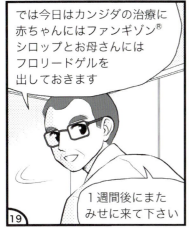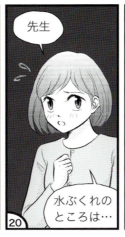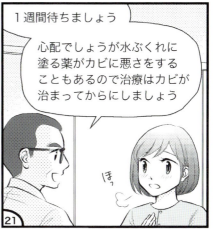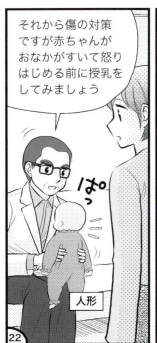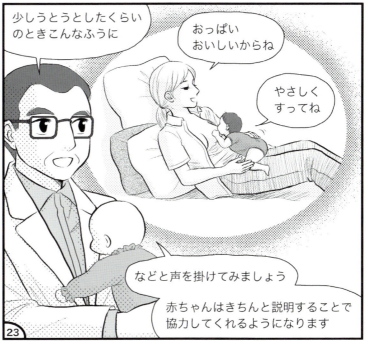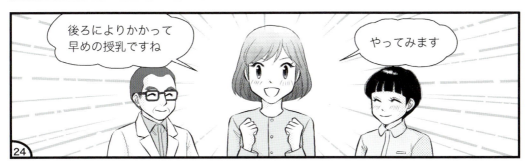

> ❀ **くるみさんへ**
> 1. 泣き出す前に授乳して下さいね
> 2. うしろによりかかる姿勢で
> 3. 母乳パットはまめに交換しましょう
> 4. 授乳後にしっかり手洗いを！！
> 5. お尻荒れができたら薬を処方するので受診して下さい

1週間後外来にて

（赤ちゃんの口をみながら）あっ，白いポツポツ，なくなりましたね．よかったです．くるみさん，お痛みはいかがですか？

奥の方に感じていたピリピリはよくなりました．シャワーも快適です！

今日は，水ぶくれのところに，弱めのステロイド軟膏をお出しします．授乳中に使える乳頭用としてはラノリンがあります．ラノリンは皮膚を保護するためのクリームで，市販のものならピュアレーン™，ランシノーなどがありますが，お持ちですか？

はい．前の病院で傷に塗るようにともらいました．

では，1日3回，ステロイド軟膏を塗って，その上にラノリンを塗るようにしましょう．また，2週間後にいらして下さいね．
ところで，めいちゃん，優しく吸ってくれるようになりましたか？

怒り出す前に授乳できると，まあまあかと思います．おっぱいの前にお話をすると少し深めに含んでくれるように感じます．赤ちゃんでもわかるんですねぇ．

よかったですね！！コミュニケーションを取りながらおっぱいも楽しんでくださいね！

はい．痛みがないと，おっぱいをあげるのが楽だし楽しいです！

カンジダ感染と水疱

- 乳頭基部の傷や水疱は，浅い吸着など不適切な吸着が原因となることもあるので，抱き方・含ませ方についてレイドバック laidback やブレストフィーディング breastfeeding（Case 3 p.40参照）なども提案したが，赤ちゃんは口を大きく開けてくれず，修正は困難だった．
- ひとまず，赤ちゃんが怒り出す前に抱っこして落ち着かせ，コミュニケーションを取って（baby time）から，授乳にもっていくよう提案した．
- さらに，カンジダ感染と水疱の両方に対応が必要なケースだった．
- 温かいシャワーでも痛みを感じる場合はカンジダも考える．
- カンジダ感染が水疱形成に関係しているとも考えられており，それを示唆するケースともいえる．
- 水疱にはステロイド軟膏とラノリンが効果的．
- 乳汁分泌も多く母乳パッドがいつも湿っていたのかな？ これがカンジダ感染の原因なのか？！

参考

乳頭の水疱〜黄色ブドウ球菌の感染〜

乳頭に水疱（milk blister）ができるときは，もう一つ黄色ブドウ球菌の乳管感染も考えられる．乳房に触ると痛みがあったり，手で搾乳すると痛みを感じる場合で，その痛みを授乳後に乳房の奥に強く感じる場合には，抗菌薬を投与して反応をみるのも一法である．

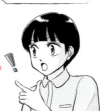

赤ちゃんの口腔内の観察は基本の"き"であった！！

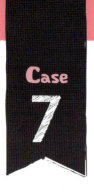

Case 7 ピリピリして痛い！
～MRSA（細菌感染）～

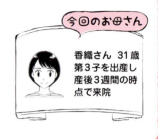

今回のお母さん

香織さん 31歳
第3子を出産し産後3週間の時点で来院

　母乳外来を訪ねて来られた香織さん．問診票には，"母乳だけで育てている"に○があり，受診理由は乳房の"痛み"に○がついていました．

 （心の中で…）乳房トラブルについてはかなり勉強したから，もう大丈夫．今日は水野先生を呼ばずにがんばろう！　さっそく授乳室でお話ししようっと！

授乳室にて

 （問診票をみながら…）こんにちは．香織さん，退院後も母乳だけで育てていらっしゃるのですね．素晴らしいですね．産後3週間経っていますが，今日はどうなさいましたか？

 じつは数日前から授乳のあとに痛みを感じるようになりまして…

 お痛みのことをもう少し詳しく聞かせていただけますか？

 ええ，授乳しているときはあまり感じないのですが，終わって少ししてから（肩のほうを指さし）この辺に響くピリピリした痛みが1時間以上続きます．

 痛みが1時間以上も続くのですか！

 そうなんです…それに何かおっぱいがカサカサして．

 ちょっとおっぱいをみせていただきますね．

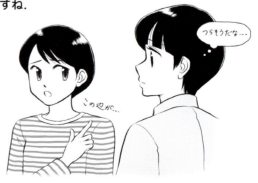

Case 7 ピリピリして痛い！

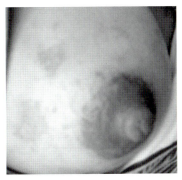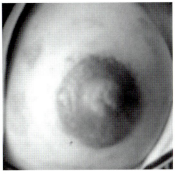

図7-1　乳房・乳頭の変色（口絵 p.v）

 そうですね．少しカサカサして色が変わっていますね．いつ頃からお肌の色が変わってきたのでしょう．それ以外に，何か気になったことはありますか？

 色が変わったのは痛みが出てきた頃，2～3日前からです．それから退院して数日経った頃に乳首に傷ができたことがありました．そのときは，近くの助産師さんに相談して，抱き方を直してもらって良くなったのですが…

 もともと乳頭にあった傷は，抱き方を変えたら良くなったのですね．

 ええ，その後，傷はできていません．

 それでは，赤ちゃんがおっぱいを飲む様子もみせていただけますか？
それから赤ちゃんの体重も測ってみましょう．

 はい，よろしくお願いします．

Column　授乳中のおっぱいのスキンケア

- 授乳中だからといって乳房の扱いに特別なことがあるわけではありません．最も大切なことは快適であることです．
- まず毎日乳房を温かいお湯で洗いましょう．乳輪・乳頭を石鹸で洗うのは避けた方がよいかもしれません．なぜならモントゴメリー腺から分泌される自然な保湿効果がなくなるかもしれないからです．
- ブラジャーはきつすぎないように乳房を保持するものを選びましょう．母乳パッドを使うときはこまめに取り換えてください．
- 授乳後には少し母乳をしぼって乳頭や乳輪にぬって自然乾燥させるのもよいでしょう．
- 乳頭の痛みがあるときにクリームやローションなどを使う前に母乳育児の専門家に相談して下さい．乳管のつまりを起こしてしまうかもしれません．

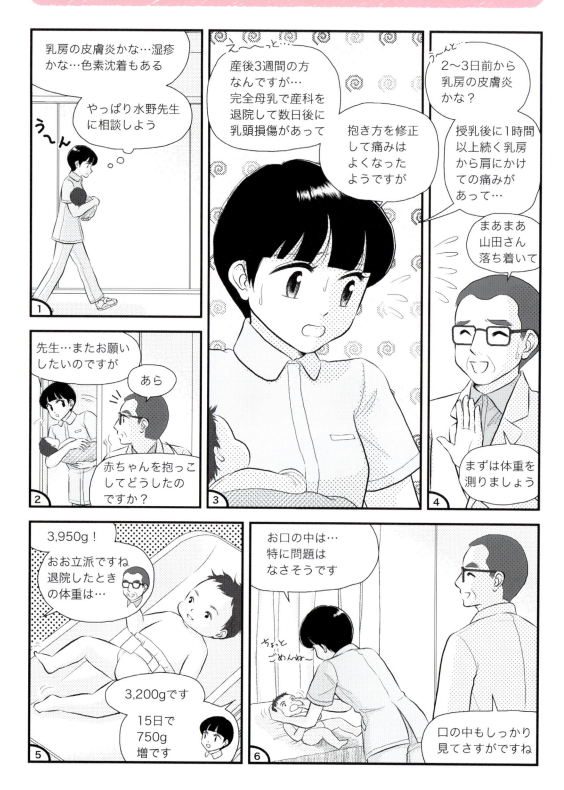

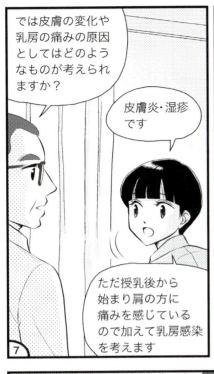
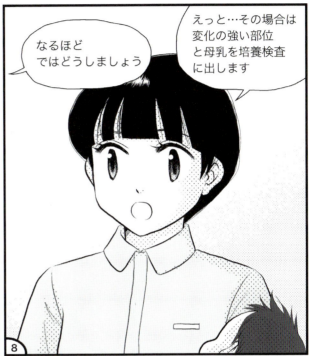
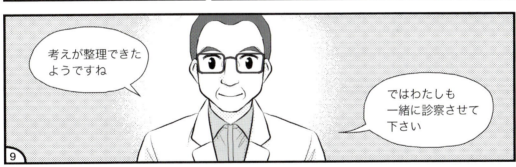
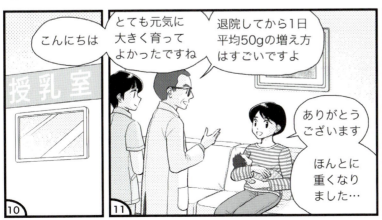
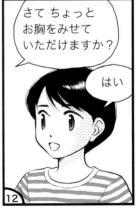

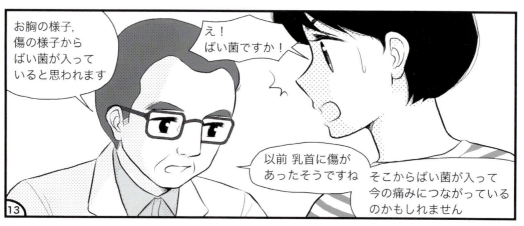
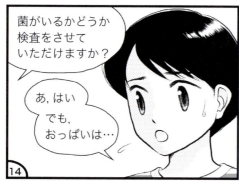
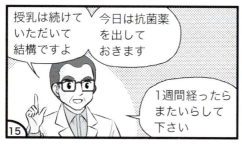
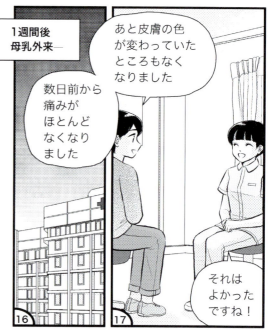
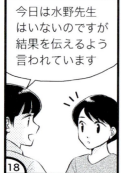
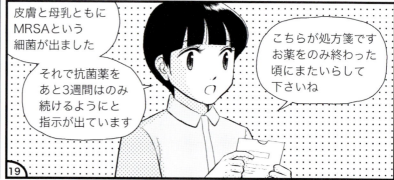

Case 7 ピリピリして痛い！

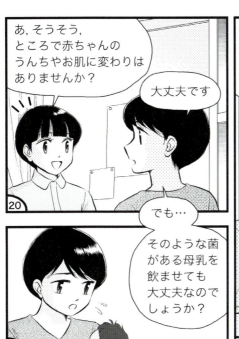

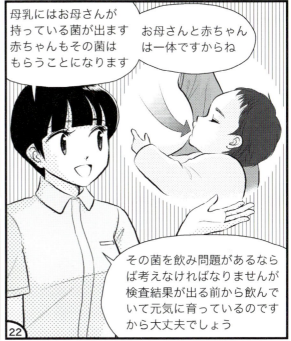

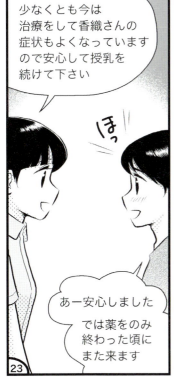

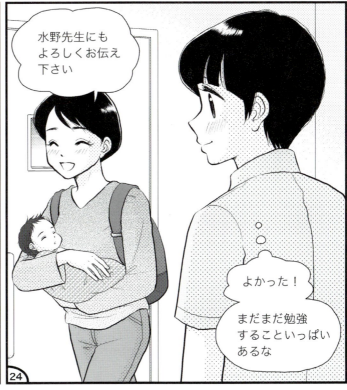

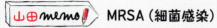 **MRSA（細菌感染）**

- 原因は不適切な吸着に基づく乳頭損傷．そしてその傷からの乳管感染と考えられる．
- 授乳後に肩の方に響く痛みは，乳房の細菌感染を考える．
    - 抗菌薬を使うと痛みが軽減すること
    - 乳汁培養で黄色ブドウ球菌が検出されていること

  これらが診断の決め手となる．
- MRSAは一般の家庭で感染することが増えている．乳腺炎を起こすこともまれではない．
- 抗菌薬の母乳への影響は少ないが，抗菌薬を使いながら授乳しているときは赤ちゃんに便性や皮膚の変化がないか確認しておくとよい．

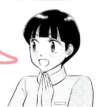

山田の教訓

- 問診で得た情報はきちんと整理して，痛みの原因について考えるようにする！
- 乳頭の傷がある場合はMRSA（細菌感染）などを考える！

Case 8 おっぱいの奥が痛い
～ブドウ球菌感染～

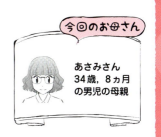

今回のお母さん
あさみさん 34歳，8ヵ月の男児の母親

あさみさんは母乳と離乳食（補完食）のみで育てていましたが，乳房の痛みのため，8ヵ月の男児の卒乳の相談に来院しています．問診票には"母乳と補完食のみで育児している"とありました．
助産師山田と会話しているところを偶然通りかかった水野医師．扉のかげでやりとりに耳を傾けています．

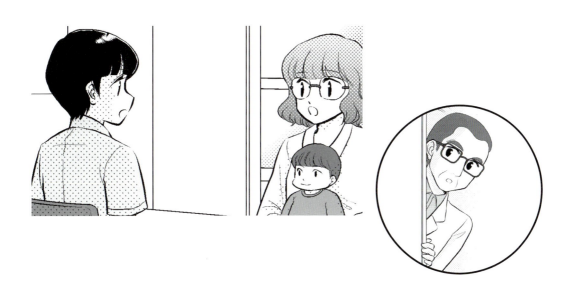

問診室にて

 あさみさん，今日はどうされましたか？

 右のおっぱいが痛いんです．もう母乳をやめようかと思って…

 まぁ！　母乳を続けるのがつらいくらいにおっぱいが痛いのですね．

 はい…産後4ヵ月のときに右の乳腺炎にかかって，やっと少し落ち着いたかと思ったら…今度は腫れたり熱をもったりすることはないのですが，とにかく痛くて痛くて．

乳腺炎にもかかったのですか．それはおつらかったでしょう…そのときはどちらか受診されたのですか？

ちょうど実家に帰っていたときだったので，近くの内科に行きました．そこの看護師さんが先生に，乳腺炎だからお薬を出して下さい…って言っていました．これ，お薬手帳です．

ちょっと見せて下さいね．どれどれ…葛根湯とフロモックス®3日間ですね…

そのときは熱も下がって，腫れもひきました．ただ，もう一回乳腺炎になりました．そこの看護師さんは，「右側の乳房は，浅飲みかもしれませんね」とおっしゃっていました．でもここで教わったように深く吸いつかせようと頑張ったのですが，どうしてもひっぱりながら飲むのです．

そのときはお痛みはありましたか？

はい．授乳の始めにツンとする痛みがありました．でも今とは違う痛みです．結局この子はこちらのおっぱいはひっぱりながらじゃないと飲まないんです．いろいろとやってみましたがうまくいきませんでした．は〜…どうしたものか．

いろいろ工夫して授乳を続けてこられたのですね．それは本当に大変だったでしょう．痛みも感じながらよく頑張りましたね．

でも，もう限界です．1ヵ月くらいしてこちらに帰ってきた頃から，授乳後に乳房の奥にチクチクする痛みを感じるようになりました．実家の近くで痛み止めをもらって1日に2〜3回飲むようになりました．薬が切れるとまた痛みを感じます．

Column 授乳中の服薬に関しての安全性 〜フロモックス®・葛根湯〜

- よく誤解されがちなことではありますが，ほとんどの薬は授乳中に使うことができます．詳しくは『母乳とくすり』(南山堂)を参考にして下さい．
  あさみさんに処方したときは赤ちゃんも4ヵ月になっていますので，より安心できますね．
  - フロモックス®：大分県「母乳と薬剤」研究会 編「母乳とくすりハンドブック」にも授乳に適していると記載されています．
  - 葛根湯：抗炎症，解熱鎮痛作用を有する．乳汁を排泄することで乳汁うっ滞を解消する作用もあります．添付文書の効能にも"乳腺炎"と記載されています．

Case 8 おっぱいの奥が痛い

細菌感染??

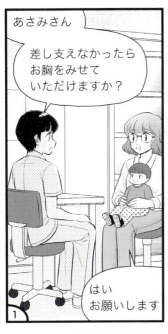
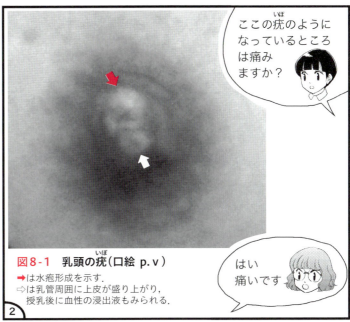

図 8-1 乳頭の疣（口絵 p.v）
➡は水疱形成を示す．
⇨は乳管周囲に上皮が盛り上がり，授乳後に血性の浸出液もみられる．

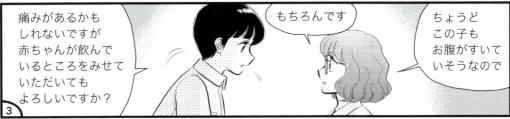

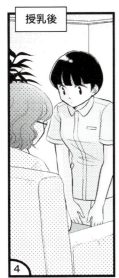
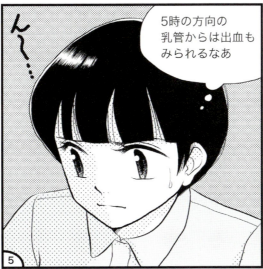
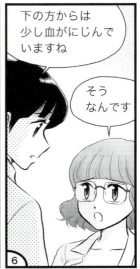

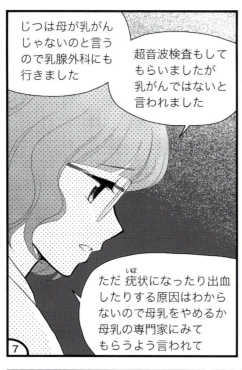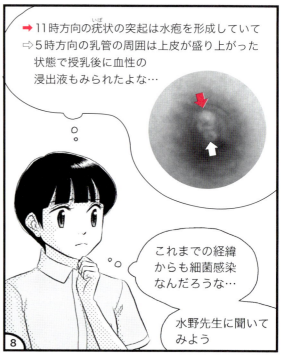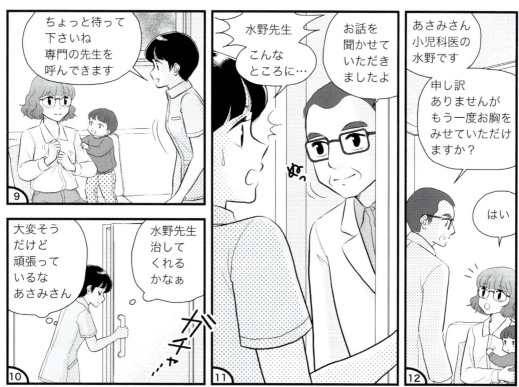

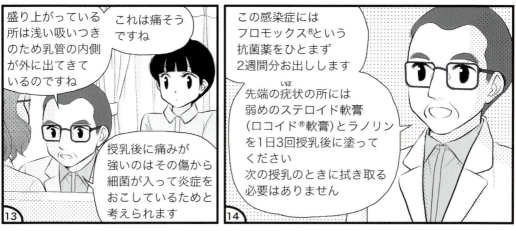
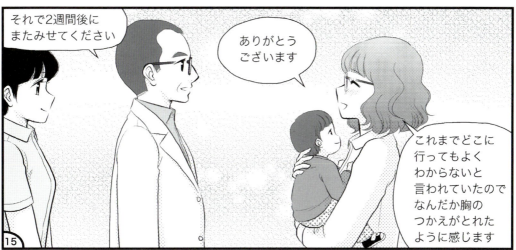
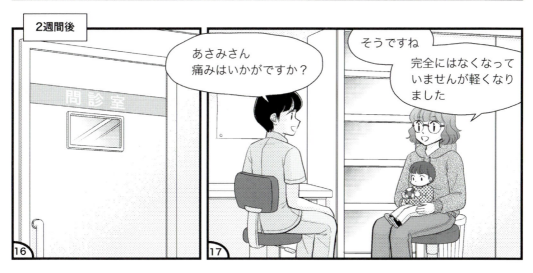

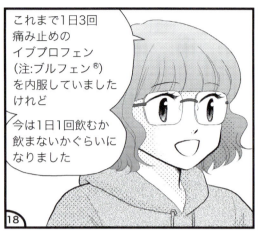
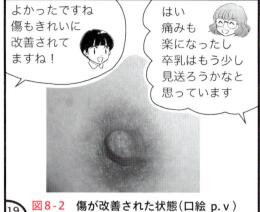

図8-2 傷が改善された状態（口絵 p.v）

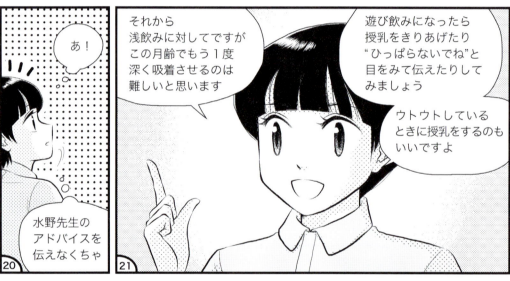
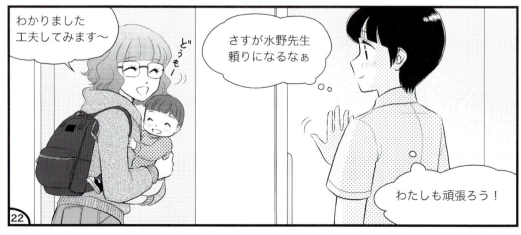

Case 8 おっぱいの奥が痛い

One more Step! **あさみさんと似たケース〜優梨さんと赤ちゃん〜** 番外編

　その2週間後に産後4ヵ月の優梨さんが母乳外来を受診しました．じつは赤ちゃんの湿疹のため小児科にも通院中でした．

（心の中で…）はっ！　あさみさんと似てる！　アセスメントしてみよう．終わったら水野先生に報告しなくちゃ！

▶問診終了後，水野医師へ報告

優梨さんも授乳後に乳房の奥の方に激しい痛みを感じていました．乳頭表面にも疣状のものがあり，あさみさん同様の痛みを訴えていました．

▶優梨さんの初診終了後…

山田さんどうもありがとう．優梨さんには，抗菌薬クラリスロマイシン，ロコイド®軟膏とラノリンを処方しました．

・・・・・

▶それから，1週間後…優梨さんの診察を終えて

先週，抗菌薬と軟膏を処方しましたが，治療開始1週間経って痛みも軽減したとのこと，よかったです．授乳後の乳頭の写真（図8-3）をみながら話しましょう．

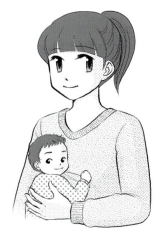

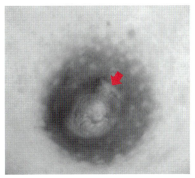

図8-3　細菌感染により乳頭表面に疣状のものがある（口絵 p.v）
優梨さん：
治療から1週間後の乳頭．

写真は，抗菌薬治療開始から1週間たった乳頭です．1週間後の症状は改善傾向にあります．しかし，矢印に示すように乳頭基部に傷は残っています．

ほんとですね．

このケースで重要なのは赤ちゃんに重度の湿疹を認めたことです．このような湿疹からは黄色ブドウ球菌が検出されることも多く，ここから乳頭基部を介して感染したのかもしれません．

では，赤ちゃんも一緒にみてみましょう（図8-4）．

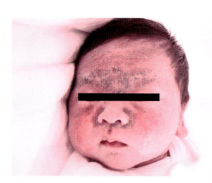

図8-4　赤ちゃんの顔の湿疹（口絵 p.ⅴ）

お顔にずいぶんと湿疹が広がってみえます．

そうですね．赤ちゃんの頬から前頭部に湿疹を認めます．赤ちゃんの湿疹部と乳汁の培養検査を行い感受性のある抗菌薬を投与することにしました．培養結果が出るまでは…

優梨さんにクラリスロマイシンを処方したんですね．

そうです．よく覚えていましたね．抗菌薬投与開始後1週間の乳頭の状態がその写真です．

この時点で直接授乳を再開したんですよね．

そうです．赤ちゃんのお顔ではブドウ球菌陽性が培養されており，その感受性は優梨さんの乳輪部とまったく同じだったのです．
乳児のこのような湿疹で培養される菌の多くはブドウ球菌なのです．山田さん，これも覚えておいて下さいね．

はい！

Case 8　おっぱいの奥が痛い

山田さん，優梨さんは授乳に伴うつらさはなくなりつつあると言って，ずいぶんとお喜びになって帰られました．よかったですね．山田さんとの出会いをとても感謝していらっしゃいましたよ．

この前のあさみさんと同じような症状と所見だったので…先生，どうもありがとうございました．

いえいえ，お礼を言うのはこちらの方です．大分頼もしくなりましたね．これからも一緒に頑張っていきましょう．

山田memo！　痛み，疣の原因が感染症だったケース

- 乳房の感染症では，授乳後に胸の奥の方に痛みを感じる．
- 赤ちゃんの顔に湿疹があるときは，そこについている菌（多くはブドウ球菌）が乳房の炎症の原因となりうる．

　　湿疹を早く治すため，感染を予防するためにも，
　　赤ちゃんのスキンケアは重要！

- 疣状のものは，乳管の内側が外に出てきたものをみている．その部位の炎症を抑える意味でもステロイド軟膏が有効か．

山田の教訓

- 細菌感染によっても，おっぱいの奥に強い痛みが出ることがある！
- 痛くても頑張っているお母さんはすごい！　寄り添っていくことが大切だな！！
- 痛みのために望まない卒乳にならないように支援しなくちゃ！

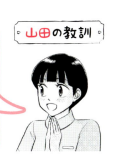

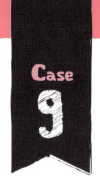

Case 9 赤ちゃんの口腔内観察も忘れずに!!
～舌小帯短縮症～

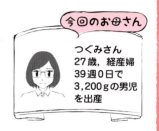

今回のお母さん

つぐみさん
27歳，経産婦
39週0日で
3,200gの男児
を出産

　赤ちゃんの体重は産後4日目で2,890g，出生時の体重（3,200g）より－9.7％で減少傾向でしたが，つぐみさんは上の子のことが心配で産後4日目の午後に退院しました．そのため退院2日後の午前中に母乳外来を受診してもらうことになりました．

・ ・ ・ ・ ・

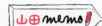

山田memo！ 事前に診療録から確認したこと

- 赤ちゃんの全身状態は良好だった．
- 抱き方，含ませ方を修正した．
- 手で1回40mL 搾乳できる（搾乳している理由は不明）．
- 第1子は完全母乳で今回も母乳のみで育てることを希望している．

問診室にて

 こんにちは，つぐみさん．その後いかがですか？

 はい…おっぱいをあげ始めるとかなり痛みが激しくて，なかなかうまく飲ませることができていないように思います．上の子とは違っていて，もうどうしたらいいか…

 そうでしたか…それはおつらいですよね．
少し詳しくお伺いしてもよろしいでしょうか？

 ええ…

Case 9 赤ちゃんの口腔内観察も忘れずに!!

搾乳中の痛みを訴えるつぐみさん…

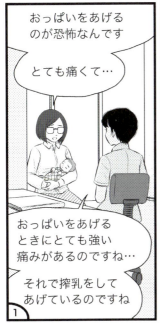
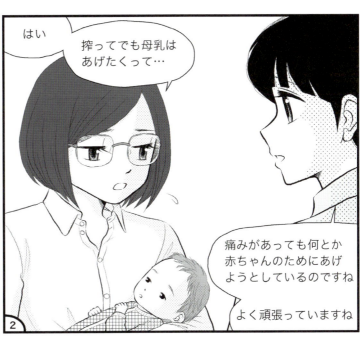
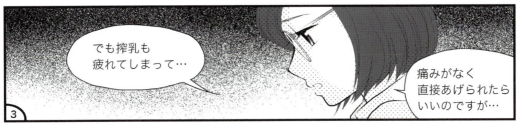
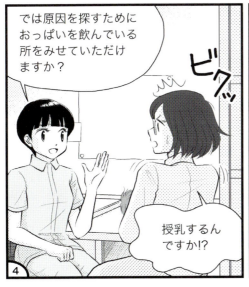
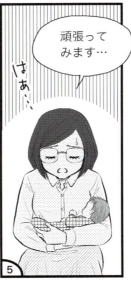
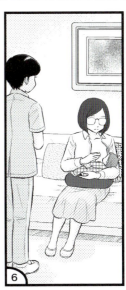

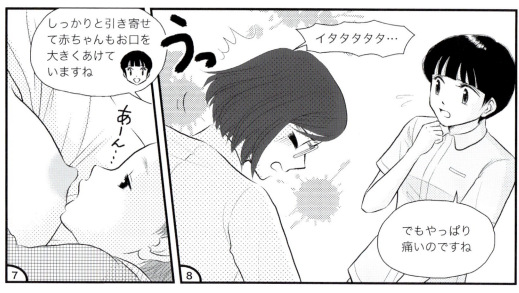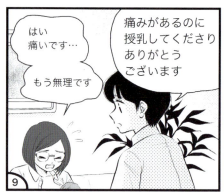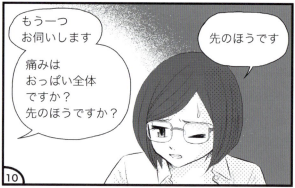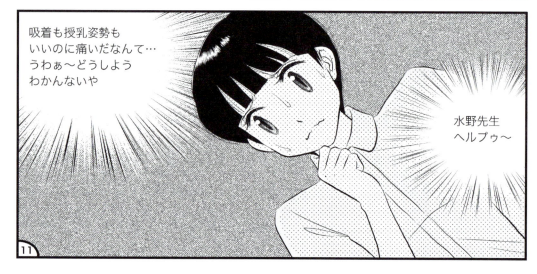

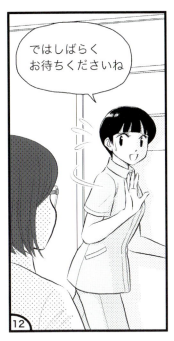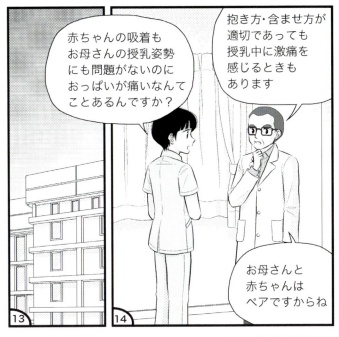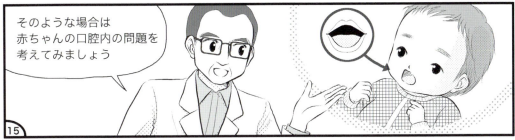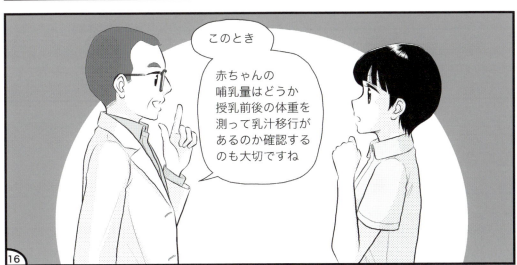

> 診察室にて

 こんにちは，つぐみさん．お痛みが激しいとのこと，つらいですよね．お胸をみせていただけますか？

 はい．

 ── やはり乳頭に傷ができていますね．

 どうして傷ができちゃったのでしょう…

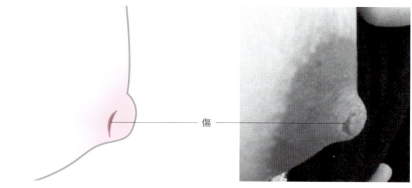

図9-1　乳頭の傷（口絵 p.vi）

 そうですね…少し，赤ちゃんのお口の中をみさせてもらいますね．どれどれ…　── なるほど…少しこちらでお待ち下さい．

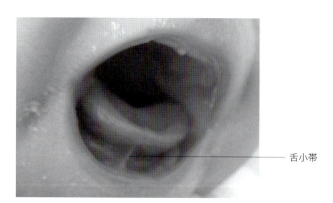

図9-2　舌と口腔底をつなぐヒダ（口絵 p.vi）

Case 9 赤ちゃんの口腔内観察も忘れずに！！

 山田さん，わかりました．下口唇を指先で触れても，舌先端は歯槽堤を超えて突出できていないようでした．

 えっと…それは，つまり…ぜ・ぜ・ぜ…

 そう，舌小帯短縮（ぜっしょうたい）です．つぐみさんの赤ちゃんは舌小帯短縮のため，舌の突出ができず上手におっぱいを飲むことができなくて，体重増加につながらなかったのです．

Point　舌小帯短縮症とは？

- 舌小帯は舌の下面正中にある粘膜のヒダであり，舌を口腔底に固定する役目があります．

- 舌小帯が短かすぎると舌運動が制限されます．

- また舌の非常に前の方に付着していると舌を前方や上方に伸展することが困難となります．

 抱き方や含ませ方などをよりよく直すことで，産後早期からの激痛は改善できないのでしょうか？

 うーん．これらの所見から，つぐみさんにとっても，赤ちゃんにとっても，舌小帯の切離に踏み切ったほうがよいでしょう．

 もし，この状態で切らない，たとえば少し待つなどの選択肢はありますか？

 もちろん，舌小帯の切離がすべてではありません．お母さんにそういった希望があり，赤ちゃんの成長発達に問題がなければ，そういう選択もあるでしょう．
ただし，つぐみさんの場合は，赤ちゃんの体重増加が横ばいということもありますので，今後の成長・発達などを考えると慎重に進める必要があります．

 つぐみさんになんて言えば…

 今のつぐみさんと赤ちゃんにとって，舌小帯の切離の重要性についてわたしが説明しましょう．山田さんも聞いていて下さいね．

 はい．わかりました！

── こうして，つぐみさんの赤ちゃんは舌小帯短縮を切離してもらうことになりました．

舌小帯の切離を終えて

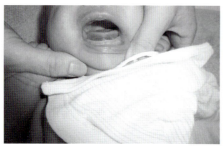
図 9-3　切離後の口内（口絵 p.vi）

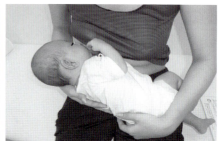
図 9-4　切離後の授乳の様子

おっぱいをあげても痛くなくなりました！　舌小帯を切ると言われ心配でしたが，これなら，おっぱいを直接吸ってもらえます．ありがとうございます．

・・・・・

山田さん，つぐみさんが痛みなく授乳ができて良かったですね．お母さんが楽しく飲ませることができれば，赤ちゃんもいっぱい飲んで体重も増えていくでしょう．

はい．先生ありがとうございます．外来でこんなにすぐに舌小帯の切離ができるなんて知りませんでした．

今回の場合は…必要だと判断しました．すべての赤ちゃんにあてはまるわけではありませんので，安易に切離した方が良いとは思わないで下さいね．今回は楽しく授乳をするために，つぐみさんは適切な選択をなさったと思います．山田さんは，これまでのつぐみさんの頑張りを労ってあげてくださいね．
それに，山田さんも今回は赤ちゃんのお口という視点がもてたようですね．これからも頑張ってください．

はい．頑張ります！

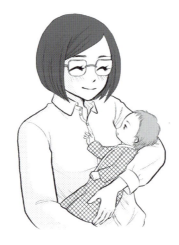

舌小帯短縮症への対応策

- 舌小帯を切離するか否かは、"母親の痛みの度合""乳汁移行があるか"で判断する．バブルパレートと同様に、抱き方・含ませ方を修正しても痛みは変わらない．
- 乳汁移行がなければ、補足するしかない．搾乳をして母乳が十分得られるのなら、搾母乳を哺乳びんで与えるのもあるが、できれば直接授乳にもっていきたい．
- TypeⅠやⅡ*の薄いヒダ状のタイプなら、医師に相談して外来で切離も可能．
- ただし、粘膜下にある太い小帯だと簡単に切離とはいかない．口腔外科の医師に相談するなどする．水野先生も頭を痛めているらしい！？

*TypeⅠ：舌先端から歯槽堤に付着するうすいヒダのことをいう
　TypeⅡ：舌先端2〜4mm後ろから歯槽堤の後方に付着するうすいヒダのことをいう

参考

舌小帯を切らない場合の授乳の進め方
① 直接授乳は1〜2日休み、搾乳して与える．
② 搾乳は1日に7〜8回行う．
③ お母さん自身が快適と感じることができる搾乳方法を一緒に探す．
④ 傷には搾った母乳を刷り込む．

この方法で期待するのは、痛みのためにオキシトシン分泌が抑制されていた状態を回避し、効果的に搾乳することで母乳産生を増やすことです．産後早期でもあり、数日間でもこの対応で母乳分泌を改善することも期待できます．母乳分泌が良くなることで、赤ちゃんの吸啜に変化がみられ、結果として痛みを感じなくなるのであれば"切らない"という選択肢もあるでしょう．

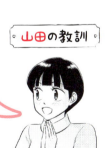 **山田の教訓**

- 授乳姿勢や赤ちゃんの吸着に問題がない場合、赤ちゃんの口腔内をみてみよう！
- 舌小帯が短くても必ずしも切離が必要なわけではない．
- 抱き方、含ませ方を修正しても、乳汁移行が少なく痛みが強い場合は切離も考える．
- お母さんと赤ちゃんはペアだということを忘れずに！

Case 10 おっぱいをあげるのがつらい
～育児不安とマタニティブルー～

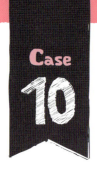
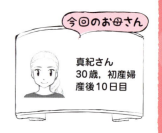

今回のお母さん
真紀さん
30歳，初産婦
産後10日目

　産後10日目（退院5日目）の真紀さん，母乳外来を受診しました．待合で真紀さんに，エジンバラ産後うつ病自己調査票（EPDS）[1]に○をつけてもらいました．スコアは12点でした．

（EPDSのスコアをみて）真紀さん，どうしたんだろう．何かつらいことでもあるのかしら…

エジンバラ産後うつ病自己調査票

ご出産おめでとうございます．ご出産から今までのあいだにどのようにお感じになったかをお知らせ下さい．今日だけでなく，過去7日間にあなたが感じられたことに最も近い答えに○を付けてください．必ず10項目に答えて下さい．

例）幸せだと感じた．
　　(0) はい，常にそうだった
　　(1) はい，たいていそうだった ←○
　　(2) いいえ，あまり度々ではなかった
　　(3) いいえ，全くそうではなかった

"はい，たいていそうだった"と答えた場合は過去7日間のことをいいます．この様な方法で質問にお答えください．

〔質問〕
1. 笑うことができたし，物事の面白い面もわかった．
　　(0) いつもと同様にできた
　　(1) あまりできなかった ←○
　　(2) 明らかにできなかった
　　(3) 全くできなかった

2. 物事を楽しみにして待った．
　　(0) いつもと同様にできた
　　(1) あまりできなかった ←○
　　(2) 明らかにできなかった
　　(3) 全くできなかった

3. 物事が悪くいった時，自分を不必要に責めた．
　　(3) はい，たいていそうだった
　　(2) はい，時々そうだった ←○
　　(1) いいえ，あまり度々ではなかった
　　(0) いいえ，全くそうではなかった

4. はっきりとした理由もないのに不安になったり，心配した．
　　(0) いいえ，そうではなかった
　　(1) ほとんどそうではなかった ←○
　　(2) はい，時々あった
　　(3) はい，しょっちゅうあった

5. はっきりとした理由もないのに恐怖に襲われた．
　　(3) ほとんどそうではなかった
　　(2) はい，時々あった
　　(1) はい，しょっちゅうあった
　　(0) いいえ，そうではなかった ←○

6. することがたくさんあって大変だった．
　　(3) はい，たいてい対処できなかった
　　(2) はい，いつものようにはうまく対処しなかった ←○
　　(1) いいえ，たいていうまく対処した
　　(0) いいえ，普段通りに対処した

7. 不幸せなので，眠りにくかった．
　　(3) はい，ほとんどいつもそうだった
　　(2) はい，ときどきそうだった ←○
　　(1) いいえ，あまり度々ではなかった
　　(0) いいえ，全くそうではなかった

8. 悲しくなったり，惨めになった．
　　(3) はい，たいていそうだった
　　(2) はい，かなりしばしばそうだった ←○
　　(1) いいえ，あまり度々ではなかった
　　(0) いいえ，全くそうではなかった

9. 不幸せなので，泣けてきた．
　　(3) はい，たいていそうだった
　　(2) はい，かなりしばしばそうだった
　　(1) ほんの時々あった ←○
　　(0) いいえ，全くそうではなかった

10. 自分自身を傷つけるという考えが浮かんできた．
　　(3) はい，かなりしばしばそうだった
　　(2) 時々そうだった
　　(1) めったになかった
　　(0) 全くなかった ←○

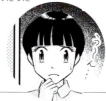

図10-1　エジンバラ産後うつ病自己調査票（EPDS）

（文献1より引用改変）

問診室にて

 真紀さん，退院後いかがお過ごしですか？

 ええ…じつは…，おっぱいがすごく痛いです．入院中，助産師さんに「お産の後しばらくは乳首の先は痛むものよ」って言われてましたけど，みんなこんなに痛みを感じながらおっぱいをあげているのですか？　母乳だけで育てたいのに，痛くて痛くて．この痛みがずっと続くのかと思うと不安で．それにこの子も大きくなっていないような気がするし．

 おっぱいをあげると痛くておつらいのですね．真紀さん，今のお話を整理させて下さい．今，おつらいことは［入院中から痛みがあって続いている］，［その痛みがずっと続くか不安］，［赤ちゃんの体重が増えているか心配］ということですね．

 そうなんです．もう，どうしていいかわからなくて……

 真紀さん，おつらい中，相談に来ていただいてありがとうございます．痛みの原因がわかるよう，小児科の水野先生も同席して，もう少し詳しく聞かせていただけますか？

 はい．

診察室にて打ち合わせ

 水野先生，真紀さんがいらしたのですが，授乳中の強い痛みのため，授乳がつらくなっているとのことです．EPDSも12点なのです．退院してからの赤ちゃんの体重は1日9gしか増えていません．真紀さんの表情も暗くて心配です．

 それは大変ですね．入院中のカルテをみせてください．
「出産前："母乳の素晴らしさに感動している．母乳だけで育てたい"」―なるほど，母乳育児に対する思いは強いようですね．「出産後は"授乳のときの痛みが強い""搾乳35mL""痛みが強いために搾乳してコップであげていた"」―退院の日も同様ですから，これは何かありそうですね．

 何かありそうって，何がありそうなんですか？

 山田さん，産後からずっと痛みが強い場合は何を考えますか？

 えっと…，赤ちゃんの口腔内の問題ですか？

 そうですね．もちろん，入院中に抱き方，含ませ方はみてもらっていたでしょうからね．さて，真紀さんとお話ししに行きますか．

再び問診室の真紀さんのもとへ

先生…，おっぱいは痛いし，この子は泣き叫ぶし……こんなに子育てが大変だとは思いませんでした……

真紀さんは痛みや赤ちゃんが泣き叫ぶのに耐えながら，頑張って子育てしているのですね…今も搾乳されているのですか？

はい，1日に2～3回です．できるだけおっぱいを吸わせていますが，とにかく痛いんです．この子がおっぱいを飲んでいる時間が長いので，ずっとおっぱいを吸っているから搾乳の時間もとれなくて．こんなふうでこの子，大丈夫でしょうか？

そうですねぇ．おしっこはよく出ますか？　色はどうでしょう？

それも気になっていて…，ときどきピンク色になっています．回数は6～7回かなぁ．

わかりました．ちょっと，赤ちゃんをみせて下さいね．
前胸部での毛細血管充満時間は2.5秒．大泉門の陥没はなく皮膚色もよい．心雑音なし．末梢の脈もよく触れる．腹部腫瘤・肝腫大もない．口の中もみせてもらいましょう．
──赤ちゃん，元気ですよ．真紀さん，お痛みがありながらもしっかりとお子さんを育てていらっしゃいますね．

そうですか…でも心配で．この子，このままで大丈夫かなぁって．母乳だけで育てたいって思っていたのでミルクは足さなかったのですが，体重，増えていないのですよね…

そうですね．今，赤ちゃんは元気ですが，退院してからの体重の増え方も1日9gとやや少なめですし，真紀さんも心配されていますしね．一時的にでも足した方がいいかもしれませんね．

そうだ，真紀さん！　一度，赤ちゃんと一緒に2～3日入院していただいて母乳育児をリセットしませんか？

それはいい提案ですね．痛みを我慢しているとおっぱいにも影響してきます．真紀さんも痛み止めを飲みながら授乳してもいいですよ．リラックスすることで母乳の出が良くなるともいわれています．授乳回数も増やせるよう，スタッフもサポートします．搾乳をしていただければ，搾乳した母乳は看護スタッフでもあげることができますので，ちょっとゆっくりしてみてはいかがですか．

入院できるのですね．夫も仕事で遅くて，いつも2人なんです．相談できる人もいなくて．ぜひそうさせて下さい．

Case 10 おっぱいをあげるのがつらい

> 診察室に戻って

 真紀さん，すごく頑張っていますよね．体重の増え方はやや少ないけれど赤ちゃんも元気ですしね．

 先ほど赤ちゃんの口の中をみたところ，上顎にくぼみ（凹）がありました．バブルパレートです．

 バブルパレート？

 ええ，あまり耳慣れないようですね．では，バブルパレートについて説明しましょう．

Point　バブルパレートとは？（図10-2）

- 硬口蓋の一部が陥凹している状態．
- 適切な抱き方，含ませ方をしても，乳汁移行は少なく激痛がある．
- 長期的には改善するため搾乳して与えることも必要．
- 中川らの報告[2]では，乳頭痛が消失し，直接授乳で十分乳汁移行が得られるまで2ヵ月を要した．搾乳の併用，リクライニング授乳，鎮痛薬を使用した．
- リクライニング姿勢で赤ちゃんが腹臥位に近くなることで赤ちゃんの舌が前に出やすくなり"バブル"による乳頭の擦過が減少する[3]．

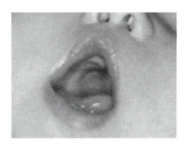
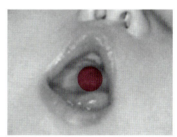

（写真提供：Dr. Palmer）

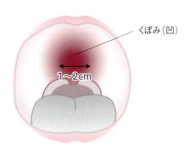

図10-2　バブルパレート（口絵 p.vii）
硬口蓋にある径1～2cm，深さ0.5cmくらいのくぼみ（凹）．

授乳前の乳首　　　　　　　　授乳後　　　　　　　　　授乳後（産後3ヵ月）

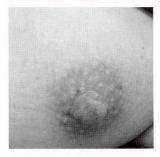
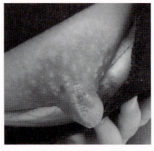
産後2ヵ月，授乳後の乳頭
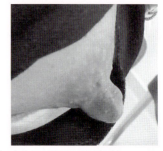
産後3ヵ月，改善傾向がある

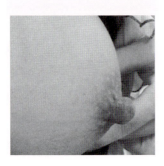
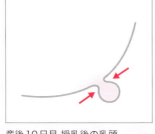
産後10日目 授乳後の乳頭
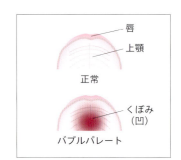

図10-3　授乳前後の乳首（口絵 p.vii）

　バブルパレートですね…覚えておきます！

　それから授乳直後の乳頭の形をみましたか？　くぼみ（凹）にちょうどはまるように乳頭の先が丸くなって，乳頭基部が圧迫されています（図10-3）．これだと授乳の際の痛みも強いでしょうし，乳汁移行も少なくなります．

　では，どうしたらよいのでしょう．

　そうですね，まず一つには，リクライニング姿勢で赤ちゃんが腹臥位になるように抱くことです．そして二つめとして，直接授乳のときは，痛み止めも必要でしょう．あと大原則は？

　母乳分泌を増やすこと，ですね．

　はい．赤ちゃんに十分母乳を飲んでもらうためには搾乳を効果的に行うことも大切です．今の真紀さんの様子だと，できるだけ負担にならないよう電動搾乳器を使ってみてはどうかと思っています．

　そうですね．病棟スタッフと相談して，真紀さんに提案してみます．

Case 10 おっぱいをあげるのがつらい

ナースステーションにもどってインターネットで調べものをする助産師山田—

 バブルパレート……あまり書いてないなぁ……あっ，こんな症例がある．えっと…—激しい乳頭痛．生後29日に出生体重より511g減少の症例報告あり[3]—ふむふむ…

山田memo！　耐えられない乳頭痛への対策

〜真紀さんへの提案事項〜
赤ちゃんがお母さんの胸に腹ばいになるように抱く．
① 数日間は直接授乳の回数を減らしてみる．
② 1日7〜8回授乳して母乳産生を維持…効果的な授乳方法を一緒にみつける！
③ 痛みが強いときは痛み止めを使用する．
④ 不安が強い場合，入院して一度母乳育児をリセットしてもらう．

入院3日目
- 搾乳量：60〜80 mL×7回/日
- 電動搾乳器使用：ダブルポンプ＋搾乳前に温めたおしぼりを乳房にあてがう．
- 赤ちゃんの体重増加：35 g/日（入院してから）

1週間後…ふたたび母乳外来にて…

3日間入院した真紀さんと赤ちゃん．退院後の体重増加は19g/日でした．

 真紀さん，搾乳はどうですか？

 1回80 mL くらいで1日3〜4回やっています．

 頑張っていますね！

 どうしても入院中のように頻繁に搾乳できなくて…．電動搾乳器をレンタルした方がいいのでしょうか．

 そうですねぇ．水野先生とも相談してみましょう．

診察室にて

 真紀さん，搾乳を1日3〜4回，1回に80 mLくらい搾乳できています．それを哺乳ビンであげているそうです．体重増加は1週間で120 gでした．まだ，疲れているみたいですけど，先日入院したことで少し楽になったのか，今回はEPDSが6点と落ち着いてはいます．

 体重増加はなんとか得られるようになってきましたね．直接あげているのですか？

 1日8回は直接授乳もしているようです．

 そうすると時間的にも搾乳回数を増やすのは難しいのでしょうかね．

 今の状況だと厳しいかもしれません．搾乳時間がとれなくて電動搾乳器をレンタルするか悩んでいるみたいでした．

 そうですか．やっと精神的に落ちついてきたところですしねぇ．ではちょっとお話ししてみましょう．

Column　手動搾乳器と電動搾乳器 〜適切なものの選び方〜

小児科医水野の考え

もちろん自分の手で搾乳できれば搾乳器は不要です．しかし，直接授乳で赤ちゃんの体重増加が良好でも手ではまったく搾乳できないというお母さんも散見されます．このような場合は，搾乳器をすすめるのもよいでしょう．

- 赤ちゃんがNICUに長期入院する，今回の真紀さんのように長期間搾乳が必要な場合は，電動搾乳器を使う方が楽なことも多いようです．ダブルポンプ（図10-4，両側の同時搾乳）ができるのでプロラクチン，オキシトシン分泌にもプラスになるし，時間の短縮にもつながる．固定具を使うと読書しながら搾乳することも可能です．
- 手動搾乳器は直接授乳を行いつつも職場復帰のために搾乳するような場合がよいでしょう．

最終的にはお母さんが快適にかつ効果的に搾乳できる方法を支援者と一緒に考えていくことになります．

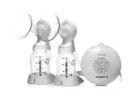

図10-4　ダブルポンプ
製品名：スイング・マキシ電動さく乳器
メーカー名：メデラ株式会社

Case 10 おっぱいをあげるのがつらい

母乳外来にて

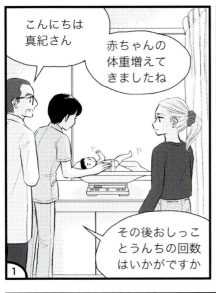
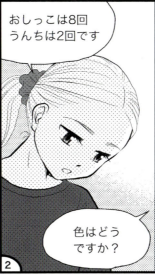
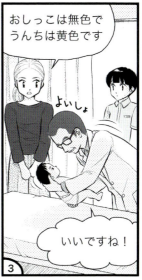
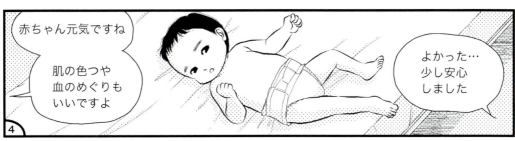
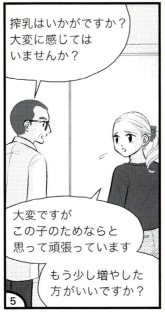
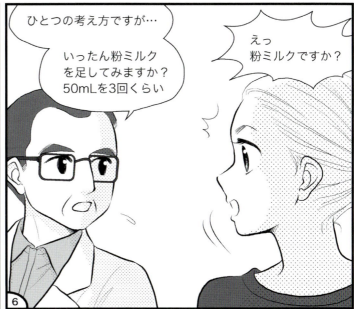

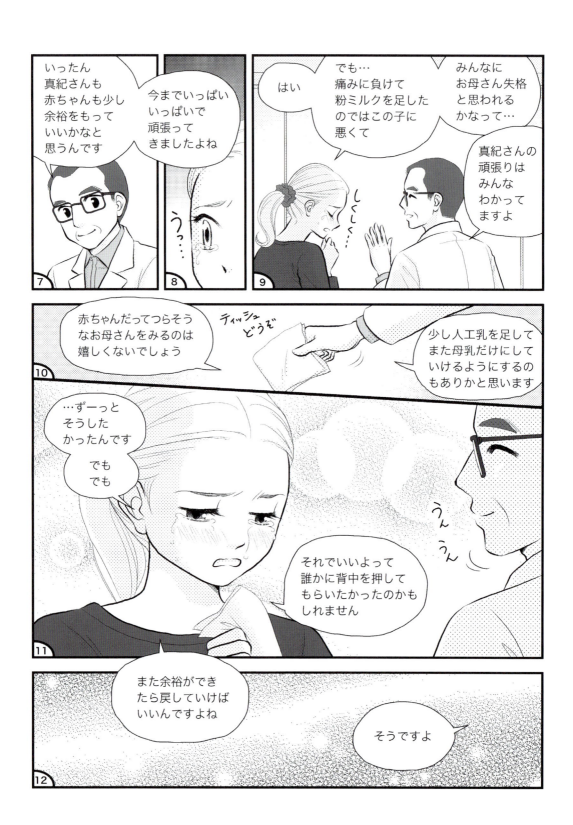

Case 10 おっぱいをあげるのがつらい

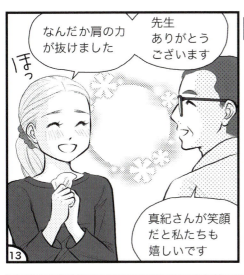
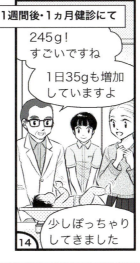
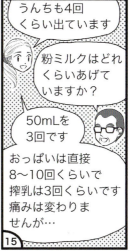
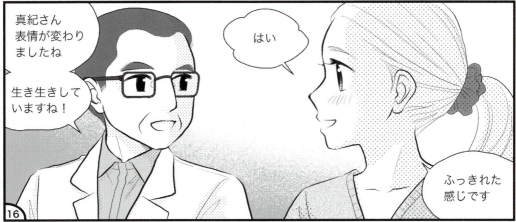
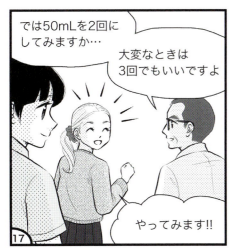
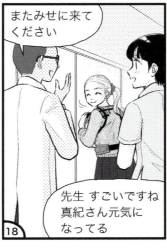
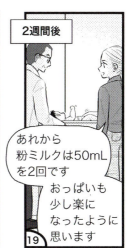

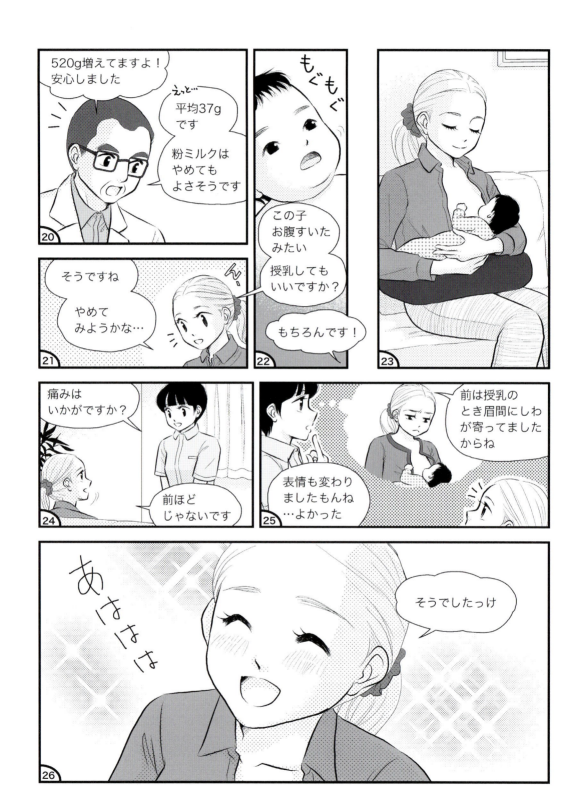

Case 10 おっぱいをあげるのがつらい

 バブルパレートへの対応のまとめ

- 抱き方，含ませ方を見直しても改善しない激痛は必ず赤ちゃんの口腔内を注意深くみること．
- 舌小帯短縮かどうかは，下唇をツンツンして舌が歯茎を越えて出てくるかどうかである程度判断ができる．それが出るなら，次は上顎の形（上口蓋）．高口蓋やバブルパレートを疑う．
- バブルパレートであれば，授乳後の乳頭はくぼみ（凹）にはまった乳頭先端が丸みを帯び，基部は締め付けられたかたちとなる．
- 激痛があり，鎮痛剤を使うことも必要になる．
- 搾乳して哺乳びんで補足することも考える．
- 数ヵ月かかるが，痛みや授乳後の乳頭変形はなくなってくる．

参考　育児不安を軽減するために〜育児リセットのための入院〜

母子入院のメリット

- 自分一人で頑張らなくてもいいんだという心の余裕が生まれる．
- 食事など日常生活のサポートを得られるため，身体の休息がとれる．
- 授乳の改善点，搾乳の手技，搾乳器の使い方を習得できる．

スタッフ側が得られるメリット

- 授乳の様子を直接みることができるので，介入が必要なポイントがわかりやすい．
- 1日〜数日，継続的に関与することができる．

> 不安の強いお母さんにはやがてよくなることを伝えながら，お母さんを追いつめることなく，お母さんと一緒に「今をどう乗り切るか」について考えることが大切！

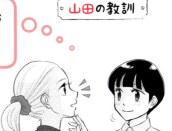

参考文献
1) 岡野禎治ほか：日本版エジンバラ産後うつ病自己評価票（EPDS）の信頼性と妥当性．精神科診断学，7：525-533，1996．
2) 中川志穂ほか：バブルパレートの5症例の検討．日本母乳哺育学会雑誌，7（suppl）：66-67，2013．
3) Snyder JB：Bubble palate and failure to thrive：a case report. J Hum Lact, 13：139-143, 1997.

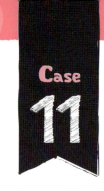

Case 11 痛痒い，乳頭の周りに広がる湿疹
〜接触性皮膚炎〜

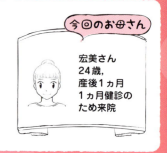

今回のお母さん

宏美さん
24歳，
産後1ヵ月
1ヵ月健診の
ため来院

　南山記念病院で出産した宏美さんが，1ヵ月健診のため外来に来られました．

1ヵ月健診にて

 これで1ヵ月健診は終了です．体重もよく増えていますね．順調に育っていますよ．授乳はどのようなタイミングでしていますか？

 欲しそうにしていたらあげています．泣いてからあげるとうまく吸いついてくれないので…山田さんが退院のときに教えて下さったので助かりました．

 それはよかった．これからもおっぱいは欲しそうにしていたらあげて下さい．
赤ちゃんも，2ヵ月を越えてくると気が散りやすくなります．テレビをつけていると音に反応して数分おっぱいを飲んだらやめてしまうことも出てくるでしょう．そうなったら集中しておっぱいを飲めるように静かなところで授乳する，部屋を暗くしてみる，など試して下さいね．
宏美さん，授乳して帰られますか？

 はい．ぜひ…おなかもすいているようなので…でも，赤ちゃんも気が散るのですね．

 そうですよ，いつまでも一心不乱におっぱいを飲んでいるわけではなく，周りに関心をもっていくのです．それから，2〜3ヵ月になると夜もまとめて寝てくれるようになるかもしれません．
お胸が張るようなら，起こして赤ちゃんに飲んでもらいましょうね．ためすぎるとおっぱいを作る量が減ったり，乳腺に炎症を起こすこともありますからね．
では山田さん，体重も前後で測って下さい．

 宏美さん，よかったですね．順調ですって．では赤ちゃんの体重を測ってから授乳室に参りましょう．差し支えなければ赤ちゃんがどんな感じで飲んでいるか見せていただけますか？

 よろしくお願いします．

Case 11　痛痒い，乳頭の周りに広がる湿疹

> **Point**　1ヵ月健診で確認したいこと
>
> ● 健診では授乳回数，授乳の間隔，授乳のタイミングならびにお母さんに授乳時の乳頭や乳房の痛みの有無を確認しましょう．
>
> ● 授乳のタイミングとしては泣いたら授乳するのではなく，赤ちゃんが欲しそうにしていたら授乳するよう伝えます．泣いてから授乳しようとするとうまく飲めない赤ちゃんや，授乳しようと思ったときには寝ていたということもあります．どちらの場合も1日に飲める母乳量が減ってしまうかもしれません．
>
> ● 体重の増え方が許容範囲のぎりぎりであれば，夜間も授乳間隔の目安は最長4時間としておくとよいでしょう．
>
> ● 乳腺腔内に乳汁がたまりすぎると母乳産生が減ってしまう可能性があります．
>
> ● できるだけ授乳の様子も観察します．抱き方と含ませ方は適切であるか，お母さんが快適に授乳できているか，これからの母乳育児を楽しく続けられるかを1ヵ月健診で確認できるようにすることも大切です．

・・・・・

こうして，1ヵ月健診で順調な経過をみせていた宏美さんは帰って行かれました．

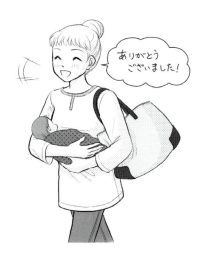

・・・・・

──その2週間後，再び母乳外来を訪ねて来られた宏美さん．
助産師山田が問診室にて，まずはお話を聞くことになりました．

問診室にて

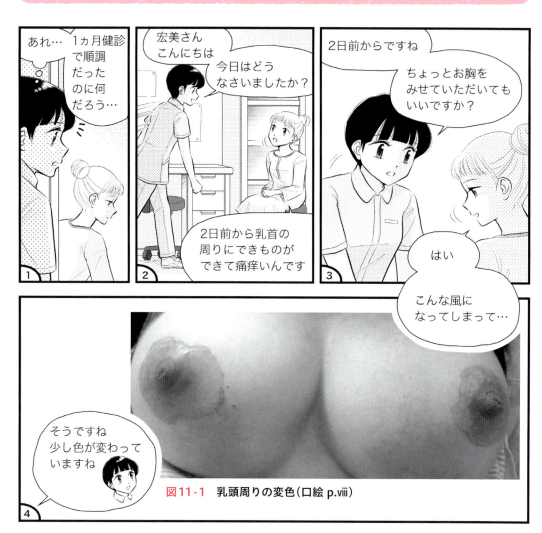

図11-1 乳頭周りの変色（口絵 p.viii）

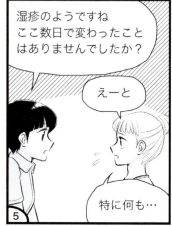

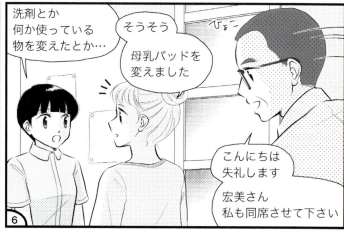

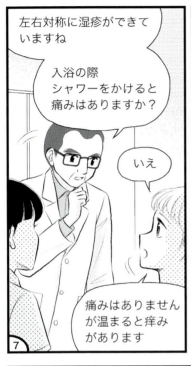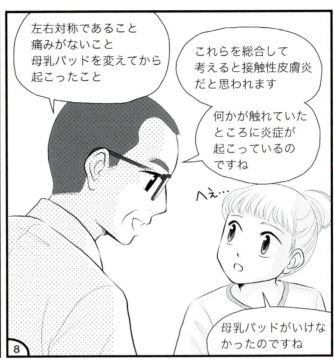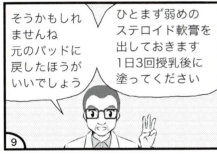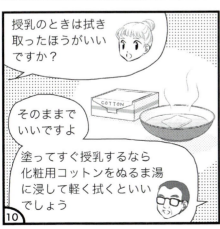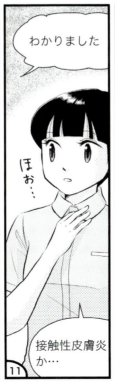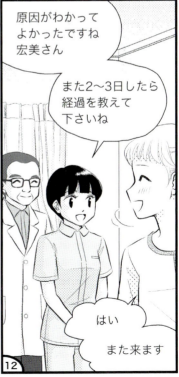

> **山田memo！** 接触性皮膚炎のまとめ

- 乳頭に湿疹（かぶれ）ができることはまれではない．
- 産後数週〜数ヵ月に出てくることが一般的．
- 真菌感染を否定できれば，ステロイド含有クリームが効果的．

原　因
- 刺激物を含む石鹸使用やクリームの塗布（それぞれピーナッツクリームはピーナッツアレルギーの，ココアはチョコレートアレルギーの，ラノリンはウールアレルギーの原因となる）．
- 洗濯洗剤・柔軟剤も原因となりうるので授乳中に替えないように伝える．
- 湿疹は通常両側に起こる．
- 赤ちゃんが離乳食を始めていたら，食べたものが乳頭乳輪について，湿疹（かぶれ）を起こすこともある．
- 片方のみの場合はパジェット病（Paget 病）も疑う→専門家に紹介する．

一般的な対策
- 乳頭を洗うときは少なめの石鹸で，1日1回程度．こすらないこと．
- 香水や洗剤を避ける．
- 適度に乾燥させる．

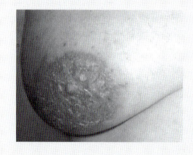
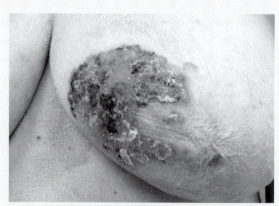

図11-2　湿疹と鑑別が必要な疾患：パジェット病（Paget 病）（口絵 p.viii）

（写真は昭和大学病院乳腺外科 沢田晃暢先生ご提供）

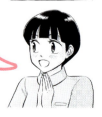

山田の教訓
- 接触性皮膚炎は母乳パッド，洗剤などさまざまな原因から起こりうる！
- 肌に塗るものは化粧品も含めて，前腕などに少量塗って皮膚の変化が起こらないか確認してから使うよう伝える（赤ちゃんに塗るクリーム，軟膏も同じ）．
- 母乳パッドなど肌に直接触れるものはあまり変えない方がよさそうだ．
- 原因を探るため，お母さんの話をよく聞くことが大事！

Case 12 月齢が経ってからのトラブル
~乳腺炎と乳頭損傷~

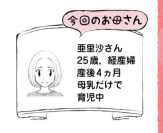

今回のお母さん
亜里沙さん
25歳，経産婦
産後4ヵ月
母乳だけで
育児中

ある平日の寒い朝，病院の総合案内から電話が転送されてきました…

- 『もしもし，こちら母乳外来の山田と申します．どうなさいましたか？』

- 『昨夜から寒気がして関節も痛むんです．ただ単にかぜをひいたのかもしれないのですが，乳腺炎かもと気になって…』

- 『乳腺炎の症状かと思われたのですね．おっぱいにお痛みはありますか？』

- 『はい，左のおっぱいが痛むのです』

- 『たしかに，お伺いするかぎり，乳腺炎…つまりおっぱいの炎症かもしれませんね．その場合，早めの対処が必要かと思われます．今日，さっそくいらっしゃれますか？』

- 『もちろんです．ぜひお願いします．ただ，今日は外が寒いので子どもは家で母にみてもらおうと思うのですが…』

- （授乳の様子はみられないのか…）
『そうですね，今日は特に寒いですしね．では，お母さん一人で結構ですので気を付けていらしてください』…（カチャ☎）
よし！今のうちに乳腺炎の復習をしておこう！（図12-1）

診察室にて

- お胸をみせていただけますか？

- はい．左側だけ張って痛くて．

- 痛そうですね．左側のおっぱいの外側の方が赤く，熱をもっていますね．お熱は何度でしたか？

- はい．38.8度でした．ええと，肘では37.5度です．

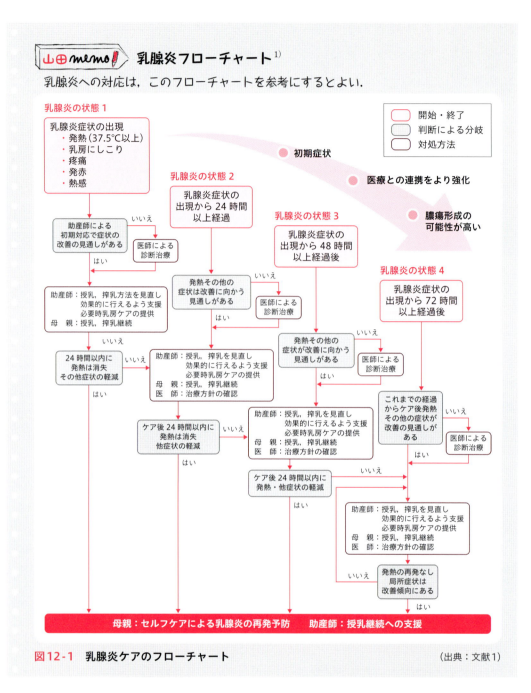

図12-1 乳腺炎ケアのフローチャート　　　　　　　　　　　　　　　　　　　　　（出典：文献1）

 やはり，おっぱいの熱のようですね．少しおっぱいに触らせて下さい．
……塞がってはいないようですね．何か授乳の間隔が空くような出来事はありましたか？

 あっ！　そういえば昨日，友人が遊びに来て午後の授乳を1回とばしました．それが原因でしょうか…

それもあるかもしれませんね．乳腺炎は，疲れたり，授乳をスキップしたりしたときに急に起こることもあるんですよ．では先生にもみてもらいましょう．授乳中に飲んでも大丈夫な熱さまし（痛み止め）を出してくれると思います．大切なことは亜里沙さんがよく休むことです．ですが，おっぱいはしっかりとあげて，ためないようにしましょう．そのためにも，お痛みががまんできるなら左側のおっぱいからあげてみましょうか．
赤ちゃんには外側にたまっているおっぱいを飲んでほしいので，顎が外側にいくよう…つまり，脇抱きにしてみましょうか．
あとで，注意点をまとめて書いてお渡ししますね．

助産師山田，メモに以下の項目を書いて手渡す…

> 🍀 **亜里沙さんへ**
> - 授乳と授乳の間は保冷剤をタオルにくるむなどとして乳房を冷やす．授乳直前は気持ち良い程度に温かいおしぼりで乳房を温める．肩甲骨あたりを温めるのもよい．
> - 授乳はできれば左側から．脇抱きも使ってみる．
> - 体は休める．家族に手伝ってもらうようお願いする．
> ★明日朝になっても良くならないようなら，必ず受診して下さい．

 ありがとうございます．やってみます！ おっぱいはしっかりとあげ続けたいと思います．

・・・・・

こうしてその日は帰って行かれた亜里沙さんでした．
約1ヵ月後，亜里沙さんが再び病院を訪れて来られました．
本日，小児科医水野は学会に参加のため不在です……
助産師山田，これまでの経験と知識をいかすチャンスと意気込んでいます．

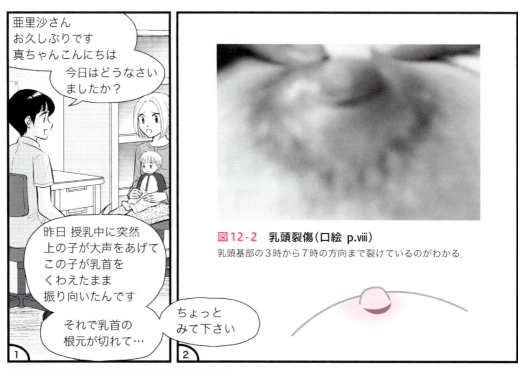

図12-2 乳頭裂傷(口絵 p.viii)
乳頭基部の3時から7時の方向まで裂けているのがわかる．

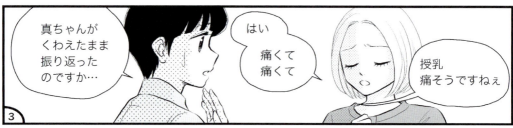

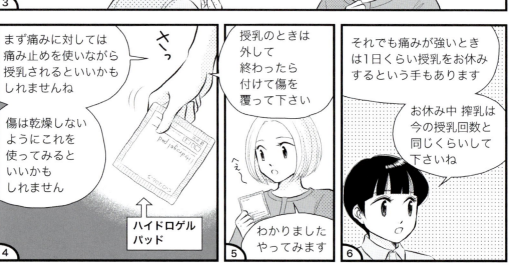

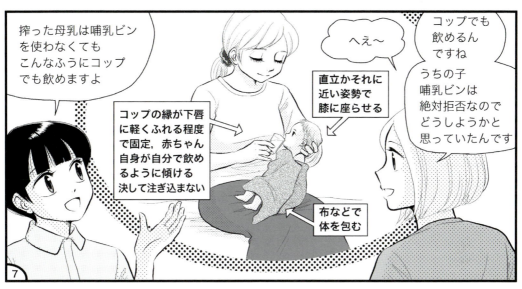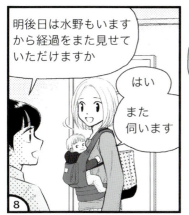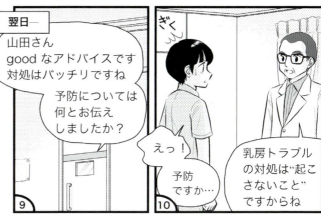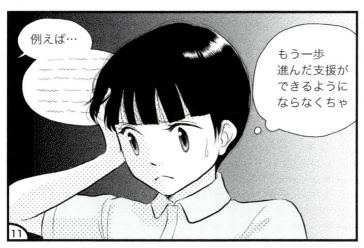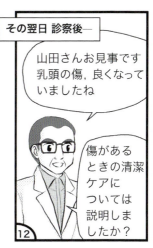

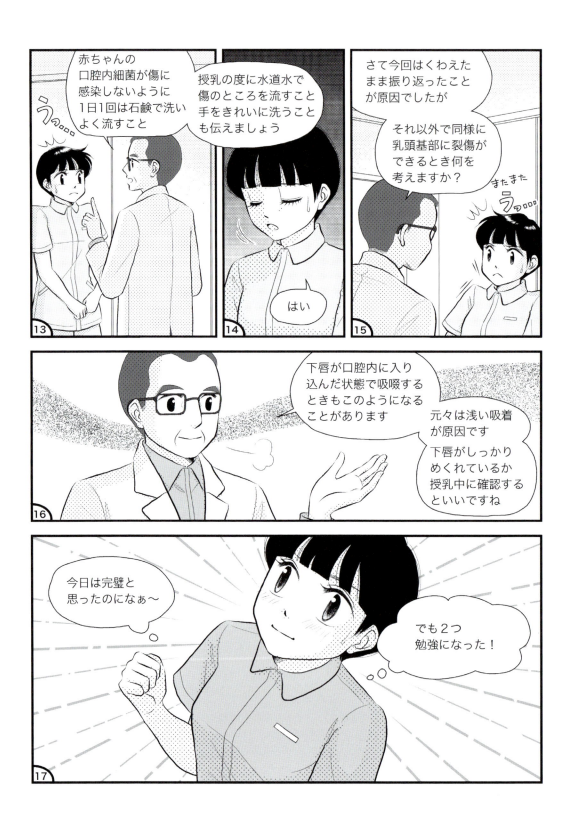

Case 12　月齢が経ってからのトラブル

> **Point**　乳頭の裂傷

- 対処としては，湿潤環境で損傷治癒を促します．痛みが強い場合は1日は搾乳しながら哺乳具で授乳することも考えます．

- 傷のない側の乳房から授乳し，射乳反射が起こってから傷のある側にスライドさせます．

- 傷の部分に母乳を塗り，そのまま数分間空気にさらしておきましょう（母乳には損傷治療作用があります）．

- 1日に1回は傷口を水道水や石鹸水で洗い，清潔に保つことが大切になります．

- 生後3ヵ月以降〜授乳中に赤ちゃんの後方から声を掛けたり，大きな音がすると赤ちゃんは振り向くもの．これを1ヵ月健診のときなどに伝えておきましょう．

- 乳頭基部の裂傷をみたら赤ちゃんの下唇が入り込んでいないかチェックしましょう．

出産早期に人工乳首やおしゃぶりを使用したことによる乳頭痛（図12-3）

- 人工乳首を使用することにより，赤ちゃんは口の開きが小さくすぼめがちな吸着を覚えてしまう．このため，お母さんの乳房をくわえる際も吸着が浅くなり乳頭痛の原因となる．
- 予防のためには，少なくとも最初の4〜6週間は，人工乳首やおしゃぶりを使用しない．補足が必要な場合は，カップやナーシング・サプリメンター*を使用するようにする．

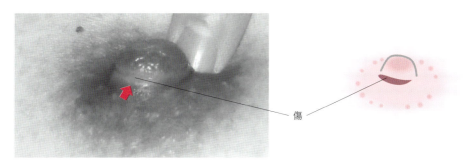

図12-3　乳頭裂傷（口絵 p.viii）
産後早期に人工乳首を使っており口の開きが不適切であった．

おさらい　＊「ナーシング・サプリメンター」とは？
母乳育児を補助するデバイスの一つ．直接おっぱいから哺乳しながら補足も行える方法．カップとチューブで手作りもできる．

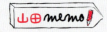 **裂傷予防と
気が散る赤ちゃんへの対策**
〜静かな部屋で授乳することが大切〜

- TVは消す．
- 大きな声を立てない．
- 上のお子さんがいる場合は「静かにしてね」と言ってきかせる．好きなおもちゃで遊ばせる．
- 寝起きのボーっとしているときに授乳する．
- 授乳に飽きてきたら（遊び飲みをはじめたら）立ち上がってみる．

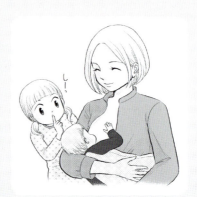

 生後3ヵ月以降になってくると，家族の食事にも加わるようにしたいもの．少しでもよいので搾乳して，家族の食事のときにスプーンで与えてもよいでしょう．
家族との団らんや関わりがお母さんや赤ちゃんのオキシトシンの分泌にもつながり，おっぱいもよく出るようになると言われています（**Case 3**参照）．ご家族で楽しく幸せな時間を過ごすことは，母乳育児にも大きな効果を期待できるのですよ．

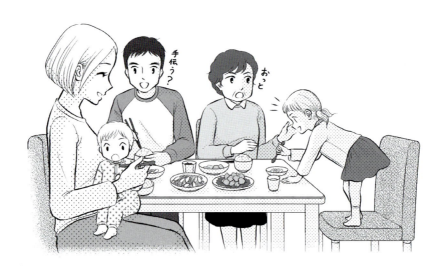

Column　オキシトシンの損傷治癒促進効果

　オキシトシンによる損傷治癒促進効果を期待するならば，オキシトシンを高い状態に維持することで乳頭損傷を早く治癒する効果もあるかもしれません．そのためにも母乳育児支援者はお母さんの心に寄り添いながら接すること，家族にもオキシトシンが出やすい状況を作ってもらえるよう説明するとよいでしょう．

　図12-4は健康な人の前腕に径8mmの水泡を作り，その部分の不感蒸泄を継時的に測定することで損傷治癒を評価した研究結果です[2]．当日の状態から90％改善した時点で"治癒"とみなしています．オキシトシン血中濃度によって4段階に分けて，治癒までの経過時間を比較したところ，最も高い群は最も低い群よりも早く治癒が得られました．（Y軸は受傷当日の状態を1とし，0.1は9割改善が得られた段階（治癒）を示します．X軸は受傷後の日数を示しています）．

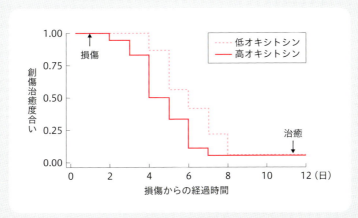

図12-4　オキシトシンの高低による創傷治癒の経時変化

（出典：文献2）

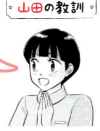

- 生後2〜3ヵ月を過ぎて気が散りやすくなったら授乳に集中できる環境を作る！
- 事前に，起こりそうなことを伝えておくことも大切！

参考文献

1) 日本助産師会母乳育児支援業務基準検討特別委員会 編：母乳育児支援業務基準 乳腺炎2015, 48, 日本助産師会出版, 2015.
2) Gouin JP, et al：Marital behavior, oxytocin, vasopressin, and wound healing. Psychonuroendocrinology, 35：1082-1090, 2010.

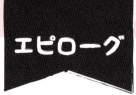

エピローグ

　助産師山田が母乳外来で勉強をはじめて約1年が過ぎました．育児休暇を終えた看護師の木村さんが職場復帰することになり，それに伴って助産師山田は前の配属先の産科病棟に戻ることとなりました．

 山田さん，今日で母乳外来でのお仕事は最後ですね．そこで見てもらいたいものがあります．西オーストラリアから報告された乳頭痛に関する論文です．

 Kent JC, Ashton E, Hardwick CM, et al.：Nipple Pain in Breastfeeding Mothers：Incidence, Causes and Treatments. Int J Environ Res Public Health, 12：12247-12263, 2015.

　『母乳育児相談に来られた女性のうち36％は乳頭痛であり，乳頭痛の原因で最も多かったものは不適切な抱き方と含ませ方でした．引き続いて，舌小帯短縮（本書のケース9），乳房・乳管の感染（ケース7，8），口蓋の形態異常（ケース10），扁平または陥没乳頭，乳腺炎，レイノー現象（ケース3）の順に関係する相談でした．それぞれに対する対処を行い，18日後には57％の女性が乳頭痛の改善〜消失を認めました．』

　──これらの乳頭痛の原因として多いものについては，評価から対処につなげられるようになりましょうね．

 はい！　母乳外来で勉強をはじめてから今日までを振り返ってみると，ここに示されているようなケースをすでに全部勉強することができました．たくさん失敗もしたけど，先生に励ましていただきながら，いっぱい経験させてもらいました．

 それは素晴らしいですね．山田さんとしては，どんな経験が印象に残っていますか？

 はい，お母さんたちの悩みを聞くこと，赤ちゃんの様子や，授乳の様子をみることが，こんなに解決の糸口になっているなんて，母乳外来は奥が深いです！

 ほっほっほっ！　山田さん，よく勉強してましたからね．その気づきが患者さんを救ってるんですよ．

 それに，お母さんの育児に寄り添ってあげる姿勢が，こんなにお母さんの表情を明るくできるんだってことがわかって，わたし自信がでてきました！

 そうですね．お母さんが楽しく授乳できると，赤ちゃんの成長にも影響することがよくわかったと思います．山田さん，良かったですね．よくがんばりましたね！

 先生，たくさんのご指導を本当にありがとうございました．

 こちらこそ，ありがとうございます．これからも病棟との架け橋としてよろしくお願いしますね．

 はい！　母乳育児に悩めるお母さんたちを助けていきます！　期待していてください！

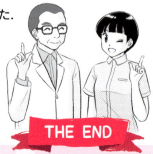

INDEX

|日本語|

あ行

アプガースコア	10
育児不安	88, 99
イブプロフェン	47
エジンバラ産後うつ病自己調査票	88
黄色ブドウ球菌	63, 78
黄疸	18
オキシトシン	41, 87, 112, 113
おしゃぶり	111

か行

鵞口瘡	59
葛根湯	72
カフェイン	47
カンガルーケア	9
カンジダ感染	57, 63
空腹のサイン	17
クラリスロマイシン	77
血糖値	14
── 測定	14
後期早産児	10, 17, 19
呼吸センサー（呼吸監視装置）	10, 13

さ行

細菌感染	64, 70
手動搾乳器	94
授乳姿勢	34
授乳中の服薬	72
人工乳首	111
人工乳	20
水疱	57, 63
スキンケア	65, 79
ステロイド軟膏	75, 79
舌小帯短縮症	80, 85, 87
接触性皮膚炎	100, 103, 104
早期母子接触	10

た行

帝王切開	2, 19
電動搾乳器	94
糖水	20

な行

ナーシング・サプリメンター	111
ニフェジピン	47
乳管閉塞	50, 55, 56
乳腺炎	105
── フローチャート	106
乳頭損傷	105
乳頭裂傷	108, 111
乳房緊満	20, 31
乳房のマッサージ	56

は行

白斑	50, 55, 56
パジェット病	104
バックトラッキング	25
バブルパレート	88, 91, 99
パルスオキシメーター	10, 13
ハンズ・オフ	32
ハンズ・オン	32
ビタミンB_6	48
ビリルビン	18
ファンギゾン®シロップ	61
ブドウ球菌	79
── 感染	71
フロモックス®	72
フロリードゲル	61
ベビー・レッド・ブレストフィーディング	40
母子入院	99

ま行

無呼吸	13
毛細血管再充満時間	21
モントゴメリー腺	65

ら行

ラノリン	75, 77
リバース・プレッシャー・ソフトニング	28, 29, 30
レイドバック	28, 39, 40
レイノー現象	45, 47, 48
ロコイド®軟膏	75, 77

|数字・外国語|

1ヵ月健診	100, 101
baby led breastfeeding	40
Cornblathの管理閾値	15
EPDS	88
MRSA	64, 68, 70
NCPR	8
NICU	57
Paget病	104
RPS	29, 30
STS	4, 10, 12

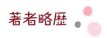

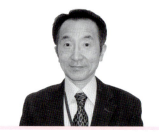

水野克己（みずの かつみ）

広島県出身，昭和大学江東豊洲病院小児内科教授，
小児科専門医，新生児専門医，IBCLC，ICD

1987年	昭和大学医学部卒業，昭和大学医学部小児科に入局
1993～1995年	マイアミ大学(Jackson Memorial Hospital, research fellow)にて上気道の生理を研究（これがきっかけで哺乳行動の研究を始める）
1995～1999年	葛飾赤十字病院小児科副部長
1999～2005年	千葉県こども病院新生児科医長
2001年	インフェクション・コントロール・ドクター(ICD)取得
2003年	国際認定ラクテーション・コンサルタント(IBCLC)取得，2008年再認定
2005年2～4月	西オーストラリア大学にてハートマン教授と乳汁分泌の生理・生化学を研究
2005年4月～	昭和大学医学部小児科准教授
9月	母乳育児研究室開設(母乳育児を科学的に支援する)
2006年2月～	母乳育児外来開設
2011年7月～	母乳とくすり相談開設
2014年	昭和大学江東豊洲病院小児内科教授　こどもセンター長
	日本初の母乳バンク開設
2015年	子育て・母乳育児支援 NPO KOTOCLO 代表理事

マンガでわかる
母乳育児支援ケーススタディ　　　　©2017

定価（本体3,000円＋税）

2017年2月1日　1版1刷

著　者　水野克己
発行者　株式会社　南山堂
代表者　鈴木幹太

〒113-0034　東京都文京区湯島4丁目1-11
TEL 編集(03)5689-7850・営業(03)5689-7855
振替口座　00110-5-6338
ISBN 978-4-525-50381-9　　　　Printed in Japan

本書を無断で複写複製することは，著作者および出版社の権利の侵害となります．

JCOPY ＜(社)出版者著作権管理機構 委託出版物＞
本書の無断複写は著作権法上での例外を除き禁じられています．複写される場合は，そのつど事前に，(社)出版者著作権管理機構(電話 03-3513-6969, FAX 03-3513-6979, e-mail: info@jcopy.or.jp)の許諾を得てください．

スキャン，デジタルデータ化などの複製行為を無断で行うことは，著作権法上での限られた例外（私的使用のための複製など）を除き禁じられています．業務目的での複製行為は使用範囲が内部的であっても違法となり，また私的使用のためであっても代行業者等の第三者に依頼して複製行為を行うことは違法となります．